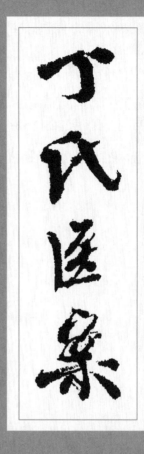

丁氏医案

清·丁授堂 撰

连暐暐 整理

连建伟 审定

中国中医药出版社

·北 京·

图书在版编目（CIP）数据

丁氏医案 /（清）丁授堂撰；连暐暐整理 . —北京：中国中医药出版社，2015.6

ISBN 978-7-5132-2482-6

Ⅰ.①丁…　Ⅱ.①丁…　②连…　Ⅲ.①医案—汇编—中国—清后期　Ⅳ.① R249.52

中国版本图书馆 CIP 数据核字（2015）第 099705 号

中国中医药出版社出版

北京市朝阳区北三环东路 28 号易亨大厦 16 层

邮政编码　100013

传真　010 64405750

廊坊晶艺印刷有限公司印刷

各地新华书店经销

*

开本 787×1092　1/16　印张 11.75　字数 90 千字

2015 年 6 月第 1 版　2015 年 6 月第 1 次印刷

书号　ISBN 978-7-5132-2482-6

*

定价　58.00 元

网址　www.cptcm.com

社长热线　010 64405720

购书热线　010 64065415　010 64065413

微信服务号　zgzyycbs

书店网址　csln.net/qksd/

官方微博　http://e.weibo.com/cptcm

淘宝天猫网址　http://zgzyycbs.tmall.com

前　言

　　《丁氏医案》乃恩师连建伟教授嘱余整理。此本《丁氏医案》乃连师1977年得自浙江嘉兴建设乡豆腐店叶瑞芬老妇人处。此手抄本字体隽秀，灵动飘逸，实属难得一见的书法佳作。刘时觉《浙江医籍考》（人民卫生出版社2008年10月出版）未载本书。《浙江历代医药著作》一书（浙江省医史分会编，林乾良主编，浙江省中医学会杭州市医药商业公司1991年10月出版）第二十类医案医话中记载："《丁氏医案》三卷，清代桐乡丁授堂撰。"

　　丁授堂乃晚清医家，浙江桐乡乌镇人，为越林（清代医僧，字逸林，号逸舲上人，浙江吴兴人。精医术，富藏书，与当时张千里、吴古年齐名，有"浙西三大医家"之称）的弟子。精内、儿科。撰《丁授堂先生医案》一书，成书于清光绪二十六年（1900年）。连师珍藏之抄本为民国四年（1915年）精抄本。此书记载了丁氏临证验案九十案，对咯血、肝风、头痛、虚劳等证记述尤详，辨证确切，精于脉诊，分析入微，理法方药完备，甚至煎服法、摄养法均描述详尽细致，且医理文理俱茂，对后学有很大启迪。

连暐暐

2015年4月

整理说明

　　丁授堂，晚清名医。对《内经》《伤寒》《金匮》及温病学说熟谙精通，并灵活运用，指导临床。本书影印部分文字隽秀，论理精辟，方药恰当。医案中每每引经据典，详于脉学，多据脉理判断病因病机，凸显丁氏精于各家学说，尤对刘河间、李东垣、朱丹溪、张景岳、叶天士等名家著作钻研深透，心得独到。本次出版采用影印与排印相结合的模式，使读者在学习名家医案的同时品味书法文化的魅力。

　　对《丁氏医案》的整理，有必要作如下说明：

　　1.该抄本无目录。今由整理者反复细读每则医案，领会丁氏原意，酌定病名，作为相应内容标题，加至文中并加撰目录，以便阅读。

　　2.某些医案经仔细推敲，前后一二诊或一二三诊，为同一病人。如P24～P26，前后一二三诊为同一伏暑病人，故目录定为伏暑。后用括号注明（共三诊）。

　　3.丁氏为儒医，学养深厚，很多医案引用典故，如"状若维摩""葭芦六管""右经一章""孔子最慎斋、战与疾"等，此处整理均一一出注，以利读者理解原意。

4. 原书中模糊不清、无法辨认的文字，又难以确定字数，以虚阙号"▨"代替。某些文字有明显错误，则径改，不出注。如"吴萸"写成"吴芋"，"诊脉"写成"胗脉"等，均一一径改之。

5. 个别医案后有"莘按"，不知"莘"为何人，待考。医案方药边亦间有评语，如中风案方药，枳实后有"未便可用"四字；痹症案方药，党参、冬术后有"此二味于病有害"七字，显系他人所评，然亦未知何许人也，待考。医案末有"民国四年阴历乙卯岁桂秋月上浣抄录"字样，未知何人所抄录，亦待考。

6. 丁氏为桐乡乌镇（今属浙江嘉兴市下属桐乡市乌镇镇）人，故医案中多处出现嘉兴一带方言，如医案中提到"上有痰红，下有遗泄，世俗所称'天穿地漏'"，医案方药中用到"鲜鲜紫苏叶"等。其中"天穿地漏""鲜鲜"等均为嘉兴地区方言。读者识之。

7. 本书不足之处乃个别医案有病证分析，而无相应方药，如"风水"案等，实属可惜，或系抄录者遗漏，亦未可知。只有留待日后深入考证，再作修订。请读者诸君见谅。

8. 此次整理过程中，对全书予以重新句读。凡繁体字、异体字，径改为简化字。凡引用古书名、古籍原文，若无明显错误，不出注。字词错误，有悖文义者，出注说明。

　　时值《丁氏医案》精抄本问世一百周年，恩师连建伟教授为弘扬中华优秀传统文化、弘扬中医学术，将珍藏38年的抄本献出，并对全书作了审定，在此予以致谢。由于本人医理、文理所限，谬误之处，敬请海内贤达指正。

连暐暐

2015 年 4 月

目　录

【丁氏医案】

丁氏醫案

丁氏医案

痰 饮

诊脉左寸、左关、右寸、右关，四部俱现软短，欠有神韵。左尺、右尺动跃且滑，按至尺泽穴之外，其滑抟之势转甚。即以脉理而论，寸关之软短也，定是阳气之虚，阳气既虚，焉能滑抟到两尺部之杪①耶？古云："人之尺脉，犹树之根荄。"根荄如许之盈实，何树枝树叶反见萎靡耶？鄙意揆②之，尺脉之有余，乃假有余，是真不足，作肾气不蛰、飞龙在天一层，庶几近理。介翁今然一词，似非一己之私。《内经》谓："阳虚生外寒。"起病时冽若负冰，腰脊疼痛，是阳气不敷之明征。阳气既不敷布，痰饮亦不流运，痰泛于绵绵，逆则嗽咯稀痰，盈升盈斗；饮注乎肠，则便□□为沫，但坐不卧者已数日。昨至今气急若喘，哕□□端，尤属坎气失纳，电闪飞腾，彰明之著，倘□□

---

①杪（miǎo）：指年月或四季的末尾。
②揆（kuí）：揣度，揣测。

求得何以擾攘耶風痰雜邊股拳...散車

介翁令議抑納腎真遍陽...飲一法務操必勝

製附子　　白芍　靈磁石　人參　肉桂　紫...

藥種耗...半夏　廣陳皮　枇杷　紫苑胡...　竹茹　生薑

欬遂作正有...久不已与昔肥今瘦目下如臥奉仲景暗屬謂

飲令欬嗽有固好癖笔眠賀童臥則欬去自畫...秋...

疝難似...飲而家...撓由肝腎氣衰上逆衝...作嗽兩醒胃

水氣之悍熱...藥...佛津當止于胃...隨...閒客

陽上載隨欬而出先临在上為病發自下實由三焦不軌

妻友大...微陽不隨...往甘溫折納之外...信後友

閒元擬通老遷延未止友秋之交喉...加意靜...而友手以

食濟之劑靜過生陽食方作...覺懼其遊免此時先投其

来，将何以援挽耶？夙蒙雅爱殷拳，岂敢率□□介翁合议，摄纳肾真，通阳涤饮一法。务操必胜□□。

　制附子　白芍　灵磁石　人参　肉桂饭和丸药送　紫石英　□□　蒸於术　半夏　广陈皮　坎气　紫衣胡桃　竹茹　生姜

咳　嗽

"咳逆作止有时，久不已"与"昔肥今瘦，目下如卧蚕"，仲景皆谓属饮。今咳嗽有浊如瘀，色晦质重，卧则咳甚，自春徂^①秋不能已，症虽似饮而实非。总由肝肾失养，上逆冲系作嗽，而脾胃水谷之悍气，不能蒸液布津，留止于胃络隧脉之间，虚阳上载，随咳而出，见症在上，而病发自下，实由三阴素亏，春夏大气发泄，阳不潜藏，在甘温摄纳之外，皆非治法。夏间亢热逼甚，迁延未退，夏秋之交，理宜加意静摄，而反以寒凉之剂，郁遏生阳，食少呕泄，无怪其然矣。此时先投香

---

①徂（cú）：往。

砂六君数剂。脾胃稍振，则以甘温摄纳之方，收敛其阳，龙潜海底，则阴霾雷雨自息矣。此治所以然之故。拟方二首。

党参　白术　茯苓　半夏　陈皮　甘草　益智仁　木香　砂仁　生姜　大枣

又　熟地　党参　白术　黄芪　萸肉　桂心　沙蒺藜　陈皮　煨姜　龙眼肉　黑枣　和丸。

咽　痛

咽主纳物，是地道也。经所谓"喉通天气，咽通地气"是矣。今咳势颇减，痰较稠腻，而右侧咽痛，纳物颇艰，明属喉病少而咽病多。脉右虚大，关位稍弦数，而左部仍坚，脘腹热而痞滞不和，按之水声漉漉，便溏溺少，自觉上热下冷，两足不温，入夜反能静卧。脾肾虚弱，孤阳不附于下，反致挟肝胆上升之气，阻痹于上。凡火越于上，必致阴盛于下，所以饮聚于中，

两地道不主宰何物也失色辣名肾坚倒五汤补於肉微此用意

六味丸加麦冬五味白芍肉桂甘朴秋石

体素肥胖是湿痰素富之质情性园执朱肝热气郁之性肝

尖纤瘦错盛之性热微慨郁失令抑枝而阳升肝胆肉风动

此据勃扰痰嗽饮犯胃通膈越高巅为同兴窍空窍

适令神机形象突此令毛此好风痰闷犯乎胃乃遂为降

则胸膈每嘈肝风痰闷于乎膈之甚若霉则沉甜目瞑肝

风痰凝结於颈则於苓诊痛肝风痰凝窍走灵窍则差

明怕光证象难差杂第二乎外肝风痰凝为患乃吾苦贼

口昌苦阳邪情强出呒多痰闷殊國肝阳殊横行

惊肉风大动即有晕眩目瞑视仰胀搐瘈厥之幻矣症属

肝风痰厥当导昌与陽风瀹痰之第主治但肝为甲木经

08

而地道不主乎纳物也。失血脉左坚，例宜温补摄纳，仿此用意。

六味丸加麦冬、五味、白芍、肉桂、甘草、秋石。

风　痰

体素肥胖，是湿痰素富之质，情性固执，是肝气多郁之性。肝失条达畅茂之性，气机悒郁矣。今抑极而阳升，肝胆内风勃然振动，扰痰激饮，犯胃过膈，越高巅，而洞然窜空窍，遂令神气形象，突然变色也。肝风痰浊犯乎胃，胃逆不降，则胸懑多呕。肝风痰浊干乎膈，膈蒙不霁，则沉酣目瞑。肝风痰气绕于颈，则头岑①头痛。肝风痰气窜走灵窍，则羞明怕光。证象虽差杂不一，不外肝风痰气为患耳。舌苔腻黄，口不甚渴，脉情弦滑，劲如张弓，痰浊殊盛，肝阳殊横，行将内风大动，即有唇牵目瞪、头仰肢摇、痉厥之幻矣。症属肝风痰厥，当遵易老息风涤痰之品主治。但肝为甲木，体

---

① 岑（cén）：形容烦闷。

陰用陽須加羔降之藥以折其上僭之威庶免除臨圖損腸胃

性寒再佐辛温之味以圖其壅開之撥基為循繩循墨之妙也

松花　杏子　胆星　考在　竹筎　生姜

天冬　川連　钩句　磨　橘红　云叁　葛根　太升

日前證由痰痛継投左右兩脇漸延脊膂旋即殉脘水堵氣急

難續喘嗽不揚懷侶不暢诸好菁痰原是膠固頑痰核節

弥甚不降彷徨肺金膹鬱已极但抱郁左右尚郡好百

玉俱濁佃死徒尋求玄颐而彷寿以大兩足較馤弥之可

蓬如腎之陰陽寿以陕彷花寿即以彷理推求云云理此康

腎真影于下懷図産拴工腎筑宗橅绵彷宗蕭乃俯仰相寒

云蘧憶先賢論於喘二症惟膠仲淳先生辨之最詳谓

莊師康突在腎康竟宜補陰法即當以莊莊腎而分别毕

阴用阳，须加苦降之品，以折其上僭①之威。痰属阴浊，质腻而性滞，再佐辛温之味，以折其壅闭之势，是为循绳循墨之治也。

干姜　川连　钩藤　麻仁　橘红　云苓　葛根太升　枳壳　芥子　胆星　杏仁　竹茹　生姜

喘

日前始由腰痛，继后左右两胁，渐延膺膈，旋即胸脘如堵，气急难续，欲嗽不扬，痰咯不畅，诸如等症，原是顽痰胶固于肺，肺气不降，肺络不宣，肺金膹郁已极，但挹脉左右六部，如百至，俱濡细不任寻，来去颇不明，右寸似大，两尺软弱。《脉诀》以两尺可候两肾之阴阳，右寸以决肺脏之安否。即以脉理推求其理，此属肾真亏于下，痰浊壅于上，肾气不蛰，肺金不肃，乃俯仰相关之证。忆先贤论气喘一症，惟缪仲淳先生辨之最详，谓"在肺属实，在肾属虚"。医林治法，即当以在肺在肾而分别是

①僭（jiàn）：超越本分。

11

云甚实也，今泻其热毒虚邪，弱者盖因虚，晚泻工实下虚，下实

谨发虚羸，而离规矩也，晚辨瘦怯弱喘系肤坐不眠

卧精神日差，姜韶深怕牧阳上越，恐而帰原，有迅雷不及掩耳之

厄谨撙虚实之方，早晚互服，上午服三换，下午服以闻师铎

瘦下午服六君煎，以两瓶帰宿粥朝，肯过千日则举

上午服　廉当松节　麦冬　白芍　甘草　款皆　承重子孟子　播姜实

下午服　参　跳地　当帰　云苓　半夏　紫名英　橘红杏仁

甘草　费皆　以贝　竹茹

杏子　牡蛎　甘草　竹叶　紫苑杉柘

淡水喉嗽肺虚，事为劝谨云两泽而言之，古云咽声无度

谓之喉痹，徐也宿声，虚度为之嗽，浑浑泽泽也，喉嗽朦性晚

異徐浑艷珠泽论及之，云疎乘撙述自素前君，和以录

虚是实也。今证疑是肺实，脉象是肾虚，晚从上实下虚下笔，谅不致废绳墨而离规矩也。况体瘦怯弱，呼不能吸，坐不得卧，精神日益萎弱，深怕坎阳上越，气不归原，有迅雷不及掩耳之厄。谨拟虚实二方，早晚互服，上午服三拗汤合三子汤，以开肺豁痰。下午服金水六君煎，以纳气归窟。务期药遂手应则幸。

上午服：麻黄根节 杏仁 白芥子 新绛 莱菔子 苏子 栝蒌实 甘草 郁金 川贝 竹茹

下午服：人参 熟地 当归 云苓 半夏 紫石英 橘红 杏仁 苏子 牡蛎 甘草 竹茹 紫衣胡桃

阴 黄

从来咳嗽两层，当分为两证，岂可浑而言之。古云有声无痰谓之咳，肺燥也；有声有痰谓①之嗽，脾湿也。一咳一嗽脏性既异，燥湿悬殊，浑论及之，不亦疏乎。据述自春杪②夏初以来，

---

① 谓：原作为。据文例改。
② 杪（miǎo）：指年月或四季的末尾。

嗽痰難出當是嗽之際日晡稀痰盡良是脾濕骸傷
由中虚而上藥師疏師愛痰瓶豈燕漬番苦權嗽斯作美嗽
徑廢月晡言痰證承蚣几許五物師疏斷損印胖陽寔麥權戕
悸陽愈虚則健運無食鈍中框生引濕聲停達今月上灘肌膚面
目先黃大便或結或溏由瘀呂謝浮腰疫瑰在已懷疫胺胃矣
睡而揩之為厲和桀坐而揩之海而宜硬診師濕黃足郵更
熱邪誤有云濕案三邶氏挾匡濕而色黃溫平痙搎熱败足師效
腎火云衷邚以邶理論病癥生脾腎陽虚溫热挾肉疫搽通甲年
戈患此窃恐或微之陽鼓舞日衷榎輇果懷呂草服之憂
慎之擔用附遂理湯玄甘守之品加通便之味附方聊備 大方家
採釋云

    棗潞參   以連   揀黃炭   廣皮   防己   盒附   猺芎
紫附子   雲參   大伏皮   州芫

嗽痰绵延，当其嗽甚之际，日咯稀痰数碗，良是脾湿酿痰，由中宫而上蒸肺脏，肺受痰气熏蒸，清肃失权，嗽斯作矣。嗽经数月，咯去痰涎，不知几许，不独肺气渐损，即脾阳亦大受摧残，脾阳愈虚，则健运愈钝，中枢失司，湿无流运。今月上澣[①]，肌肤面目先黄，大便或结或溏，由渐足跗浮肿，现在已肿及腹笥矣。睡而抚之，尚属和柔，坐而按之，满而且硬，诊脉濡数，尺部更软。《脉诀》有云，濡小之脉，气虚挟湿；濡而兼数，湿中蕴热；两尺脉软，肾火云[②]衰。即以脉理论病，显是脾肾阳虚，湿热内蕴。于周甲年岁患此，窃恐式微之阳，鼓舞日衰，辗转不瘳，有单胀之忧，慎之。拟用附子连理汤，去甘守之品，加通泄之味，附方聊备大方家采释之。

　　东洋参　川连　於术炭　广皮　防己　香附　干姜　制附子　云苓　大腹皮　砂壳

　　[①]上澣（hàn）：唐宋官员行旬休，即在官九日，休息一日。休息日多行浣洗。因以"上澣"指农历每月上旬的休息日或泛指上旬。

　　[②]云：疑为亦字之误。

痰　热

　　骨蒸之热，肺灼之嗽，俱已差等。日来膈次，自觉痰气颇盛，步趋稍疾，亦觉气逆，视舌胎浮腻，诊脉象右滑。下焦肝肾之阴固虚，上焦肺脏之痰却富，乃属上实下虚。姑且清泄其上，不必穷治其下。若论下虚，滋填率进，与肺蓄之痰热有碍也。法用海蛤二陈合泻白散清以降之。静候痰气澈底，再拟培补未迟，庶无躐等①之弊。

　　空沙参　蛤壳　紫菀　金沸草　海石　半夏　陈皮　白杏仁　竹茹

风　痰

　　素喜品茶，茶能酿饮，痰饮之蕴蓄于中州者，匪朝伊夕矣。壮年阳气尚充，饮聚辄行，漫不知茶之为患，饮之为累。及至年逾大衍②，中阳日薄，脾阴日馁，而叙③饮日富矣。欲知人之脾脏，属乎坤土，厥阴肝脏，属乎震木，土衰木必来侮，乃五行生克天然之理。

---

①躐（liè）等：超越等级，不按次序。
②太衍：《易·系辞上》记载"大衍之数五十"。后称五十为大衍。
③叙：疑为聚字之误。

厥陰肝木之臟，乘乎太陰脾土之弱，大肆鴟張，乘乎肝陽風木之燥甚，

與義夫莫當之勇，與妻妾之懦，既折於上下左右而不撓激遂

苦寒苦燥諸藥雜投，而杞予宵則氣逆泛惡，撼手膈則心悸跳躍竄，

平上則乃為之痛自為之脹移為之痛者而臨證下也與桂附麤幹來，

依然豐裹痕名肝風痰厥前遵用熟地五錢一派陰藥之故人以謂陰

藥曰魚當以謂陰乎肯省也故薑反損所以愈甚而病愈劇也，

強倖先聖仲景通陽走脈理肝纔風可肺力犯謹揀用之庶幾，

一戰為冠五分撿復矣

　　　　方乃錄

先天賦厚隆大額就此上走泛丸自鼻衄起桂雜子之年歎，

此羣　　　搖乃苍奈多秋痰候屢農修箴，

平受瘧勢所紐坎室就雷之火塞以薬餘蠢轟于上甚無隨宠陽，

浮載九月初自鼻紐方邪勢此山前海嘯心愈百黃慶巳匝月乃

厥阴肝木之威，乘太阴脾土之弱，大肆鸱^①张。其肝阳风木，浩然有万夫莫当之勇，与素蓄之痰饮相敌，上下左右，无不挠激。遂若众兵蝟集^②，而犯乎胃，则气逆泛呕，扰乎膈，则心悸跳跃，窜乎上，则耳为之鸣，目为之眩，头为之痛，甚而眩晕，至于仆厥，醒来依然无恙，症名肝风痰厥。前医用萸地杞芍，一派阴柔之药。人以谓阴药有益，吾以谓阴药有害也。欲益反损，所以愈药而病愈剧也。殆仿先圣仲景，通阳走饮，理肝熄风，可师可范。谨采用之，庶几一战而寇兵可擒获矣。

方不录。

鼻 衄

先天赋薄，肾阴大亏，龙火上走泥丸，鼻衄起于稚子之年，频时举□□起居行走，亦不介其意。今年夏秋，疟疾屡发，阴气更受疟势所劫，坎宫龙雷之火无以涵护，轰轰上炎，血随虚阳浮载。九月初，鼻衄大来，势如山崩海啸，小愈再发，历已匝月，身

---

①鸱（chī）张：嚣张、凶暴，像鸱鹰张开翅膀一样。

②蝟（wèi）集：同"猬集"，像刺猬硬刺那样丛聚，比喻众多。

中营阴又不知走泄几许。阴愈虚则阳愈燃，甚至齿衄与耳衄俱来，形躯渐瘦，身热如焚，喉际梗介，脉情芤数。际此冬藏之令，阳气如此升腾，将何以入春耶？病属极险，勉拟厚味潜阴、介类潜阳之法。

青盐　炒熟地　天冬　女贞子　牛膝　麦冬　炙下甲　丹皮　洋参　萸肉　牡蛎　旱莲草　大生地　淮山药　用真秋石煎汤代茶。莘按：可入煎服。

痫

雷出于震，内应肝胆甲乙之木，闻雷即惊，遂令肝胆厥阳上逆，发为痫厥。厥虽醒，寐中仍咬牙啮齿，口角流涎，昏晕如痉，逾时渐醒。细推此理，知雷伏水中，必由火发，雷一震，为蛟龙起泽，便有兴云作雨之势。其病之源，必有厥阳风木痰气内动，上凌胆腑心包，一如沌混劫于地水火风势不可遏。如是数年，愈发愈动，十余载之痫疾，焉得不究其本。大率心脾营虚，神志魂魄依附不固，一遇

痰气火风，旋扰鼓煽，骤然而发。此痰火为之标，正虚为本也。据理而论，养心脾之营，镇风阳之逆，恪守勿懈，发作可缓。

生地　麦冬　茯神　丹参　柏子仁　羚羊角　远志　玉竹　枣仁　牡蛎　金箔

伏 暑

伏暑深秋而发，初起瘅^①热无寒，外无汗泄，内即下痢。既痢身热未除，痢止热势复壮，渴饮呕逆有痰，热中仍兼泄泻，缠绵辗转，究是三焦混杂，遞传不清，必致伤气乘营，邪热内炽，津液被劫，由渐耳聋目定，舌绛灰罩，脉情细数，良由无形之热，蕴于三焦，而有形之湿，粘著肠胃，湿去热存，锢结于机窍空灵之所，即是过卫入营，恐有神昏痉厥之变，姑拟存阴清热一法，再候高明正之。

犀角　鲜生地　连翘　鲜石斛　知母　牛蒡　白芍　丹皮　淡芩　竹茹　益元散

---

①瘅（dān）：指热证。

誓畢宦室所舉且有啓疾亦固邪作司勤伏暑二斟捷病因
疾治症室症通快嗽達瘴又其稚概達話未似
覺稍平令按師右疇若傷去苔若稚齒板垣徐頗脉可痛勢
心悸狗洞暑發有伏之邪當束遲淺苔另固解雅勉免痛勢
傷殘急以開好遠貫當溪通便利以嗽瘴去眠可而致美

杏仁 竹葉 蘆根 大豆卷

李仁 廣皮 連翹 解名斟 薑皮 山梔 方通斟

神麴稻芒孫積勺新使溲澈利內痊二要溪芳由雲陀枳脘護濕兩
齒孫言黃芩手胗但輕麴亲廣其暑派為世形之邪此時氣概室
瘴船有實澤雜以泳麥重劑仍宜清麴概用芳辛凉輕清之曰妙
鮮多斟 桑葉皮 蘆根 竹葉
蒡熟連翹春不斟勺 以連 橘紅通件 董元敢

伏 暑

初诊：

体本胃虚肝郁，且有哮症，兹因新凉，引动伏暑，暑热挟湿内痹，不能宣解，遂致喘逆痞闷，昏谵躁妄。郁极热达，诸恙似觉稍平。今按脉左涩右数，舌苔黄糙，齿板垢燥，额胀耳鸣，心悸胸闷。暑湿内伏之邪，尚未透泄，若不开解，难免病势复张。急以开肺清胃，必得溲通便利，咳嗽痰出，始可向安矣。

杏仁　牛蒡　广郁金　犀角　连翘　鲜石斛　蒌皮　山栀　方通草　赤苓　竹叶　芦根　大豆卷

二诊：

神气稍定，脉稍匀静，便溲渐利。内蕴之暑湿，无由宣泄，故脘腹满闷，齿燥舌黄，尚未能退。但体气素虚，且暑湿为无形之邪，此时气机窒痹，非有实滞，难以承受重剂，仍宜清气泄热，用苦辛凉轻清之品。如若欲速者，恐反偾①事也。

鲜石斛　瓜蒌皮　芦根　竹叶　羚羊角　连翘　杏仁　知母　川连　橘红　通草　益元散

———————

①偾（fèn）：败坏，破坏。

前日之發厥瘶寒虛陽脫熱厥陰明庭寒譫妄也昨午後忽昌更衣二次

一條痰而先表每週附必柴稍身寒凜神色散懶今紬竝弦大善擦二頤

麥面浮說白虎條麥麦冷淖自言腹冷時完勝痰斯時邪熱未解宿塘院

痞下通汗疹均結上連丸昌頭伏熱竝深而汗疹必昌遂好集衰秋

瀚晚虛則去便腸秘條而復逐淨實君痞而汗疹必昌遂好集衰

疹以潤腸條上條邪熱中君實津此邪甚足熱元為邪熱相逢之理方 缺

平熱譫風陽涎帶名病松四勝痞痺而言及右臂痛志乃是陽譫譽瓪

瀚豆炙信陽郎室之敎迎繼而鼻衄使血經術謂陽郎傷則竝涩陰郎傷則痞痺

血脈滝出迟枫陵筑通自然發豪美全五左乳後核時效疹稠體瘰瘰

瀚言竟目昏可鈍氣康涩邪上蒙弓疯泚病直滝膈痛直通附住夏今

取効雖述擥用和陽化涩清筑竝涩以後圓竝

山岩子如荓澤漓防己黃柏丹皮赤豆辰

竹茹

三诊：

前日之发厥谵妄，是阳明热厥，阳明腑实之谵妄也。昨午才得更衣二次，一燥一溏，而尤未多。周时以来，稍得假寐，神亦较静，今脉得弦大数，按之颇虚，面浮㿠白，齿燥舌光淡润，自言腹中时觉胀满。斯时邪热未解，宿垢既未下通，汗疹安能上达。凡暑热伏气至深秋而发者，其劫津液甚速，津液既虚，则大肠枯燥，而便必结。肺胃虚痹，而汗疹必不易达。存津养液，以润肠燥，上滋肺气，中养胃津，此即是正气充而邪气自达之理。

方缺。

湿　热

平素嗜酒，阳凝湿郁为病，去秋四肢疼痹，两足及右臂为甚，乃是湿蒸气滞，足太阴阳明脉络不宣之故也。继而鼻衄便血，经所谓"阳络伤则血外溢，阴络伤则血内溢"是也。热泄气通，自然疼痹较衰矣。今春左乳结核，时咳痰稠，体疲脉濡舌黄，目昏耳钝，亦属湿邪上蒙耳。然络病宜清，腑病宜通。时值夏令，取效难速，拟用和阳化湿，清气宣络，以缓图之。

六君子加米仁、泽泻、防己、黄柏、丹皮、赤豆衣、竹茹。

去瘀生新而右乳結核漸大如雞子春夏間憎寒麻木而冷脹作痛癢俱
若有此而謂乳岩者非也漸腫脹間冷癢形如水不已屬濕痰凝聚之病
細濤名任尋揆右部脈弦右季肋中結白痰常膩鬱之三陰鬱固而論
也而乳癧之發稽多稅恐未必起漢痺熱常此程濕痺為病熱必顯
屬三陰氣鬱濕邪下發論陰法如是人獨居寄生胃等等方無之痰之
理但乳病所礙恐未必其湊單微則速敷未可必也謹煎丸並進

歸脾　白朮　棗仁　車前　青皮　龜版

云苓　山藥　薏汁　益智

獨活奏先未成多非防己瓢地半條但身肉桂遠蔘菝苡乳薑

陽為濕勝之獨濕熱之邪光時而益脹陽寔痺熱化生弗密奎酒

黃作便肥牙陽經邪通損牙為表氣薑愈則脈痺薑痺寒

則渴飲執則汗毒胸悶膽薑海去便必越毛目柔病去乳則精快脈

湿痹

去夏湿土旺时，右乳结核渐大如鸡子，春夏两足忽麻木而冷，屈伸痛痒俱不自知，此所谓不仁也。渐觉腰间冷坠，如坐水中，已属湿痹症矣。今脉细涩，不任寻按，右部较甚，舌本红中结白苔带腻。体之三阴亏，固无论也。而乳病之发于夏初，恐未必非湿痹气滞。至于湿痹为病，显属三阴虚寒，湿邪下受，论治法，如古人独活寄生、肾着等方，是一定之理。但为乳病所碍，恐未必直凑单微，则速效未可必也。议煎丸并进。

归须　白芍　苡仁　冬术　香附　青皮　柴胡　丹皮　龟板　云苓　丝瓜络　姜汁　煎服。

独活　秦艽　木瓜　冬术　防己　熟地　牛膝　归身　肉桂　苁蓉　黄芪　干姜　水法为丸。

肠痹

阳虚湿胜之体，湿热之邪先时而至，腑阳窒痹，气化失司，寒热日数作，便非少阳经邪，过投升散，表气益虚，则腑气益痹。寒则渴饮，热则汗多，胸闷腹满，大便必越六七日而更衣，失气则稍快。肢

体疼重，齿燥舌黄，脉象濡滞，已经数十日矣。深虑正虚日甚，则邪愈难化。凡湿郁气痹之症，必先疏里，而后表分可和。此亦经训，不可背也。

杏仁　白蔻仁　枳壳　橘红　石膏　知母　川连　川朴　滑石　通草

湿温

初诊：

症属湿温，时邪为病。初起即见目赤，是邪伏阳明血分，病机之重，即此可见。迄今旬日，壮热耳钝，齿燥鼻煤，肌胖①斑点隐隐，大便八九日不更衣，明属邪热，郁入阳明，毫无出路，遂致熏灼上焦，逼迫包络，盖阳明主肌肉，而斑点纯赤，即热伏阳明之征。其所以不渴者，湿胜之也。今脉象濡涩模糊，手指抽掣，昨曾溺不自禁，此皆邪入心包，不能由阳明血分传出气分之象，闭证见矣。即使急急腑通便行，而后求其传变。如此体质，津液已有枯涸之虑，何以支持，辗转图维②，深为可忧矣。勉拟清阳明血分之瘀热，以冀大便通行，或有吉人天相。

犀角　鲜生地　赤芍　丹皮　紫草　银花　大豆卷　绿豆皮　赤苓　蝉蜕　竹叶　芦根

右用长流水两盏，先煎犀角，数沸后入诸药，急火煎取小半盏，乘热冲入犀黄细末一分五厘，盖后待温搅匀，与服二煎。仿

①胖：疑为肤字之误。
②图维：谋划，考虑。

31

此一週时進承式剂以冀大便暢少黑便後有商
草撥可生固君羔至犀黃与症互特

胃猴瘟德徒離素通化莫神誠敕唐泅怪浮陽而矣毫毛膩白沫便

中忠膩黃多服邪執都瘀鬱壮陽眇執於矣至目赤遙瘀舌瀉夢

瘀盍程院未通邪未使化弱白壹端而延邪此时淋形似为坐莫

大便暢下黑源反其中德徒立邪自能遂出化嬢汗疹三甚为般

癡忿臆度或可俄伴善寧矣　犀角　連翹　牛蒡子　李煮　銀艺

　　新生地　大青卷　得名蘚　天竺黃　西牛羔　　就庆　黑梔　菱户杯

忽不形寒船羅後忍鼻牙執汗苦霖卬以此抑属者論其病之所因

良甚無形暑源之邪肉赞三甚執卟供甚少內經有云暑傷執之邪轉而

汗出勿止氣嚴有云渊之惡寒濈濈執如暑風偶傷執之多之邪轉而

肯化所以受執汗霖漫而肯愈肉徑又頃上其芽仍則下脘不通正甚劣

幻之邪轉久不寧而中其胃偏之間遂漸化執忿陽眇之隙令人眼糜

此。一周时进药二剂，以冀大便畅行黑溏后再商。

莘按：可重用石膏，其犀黄与症不符。

二诊：

胃腑蕴结，虽未通化，然神识较清，脉情浮濡而软，舌色腻白满布，中心腻黄，分明邪热都瘀聚在阳明气分矣。其目赤齿燥、口渴等症，是里既未通，邪未传化，安得无端而退耶？此时脉形，似可望其大便畅下黑溏后，其中蕴结之邪自能达出，化痰、汗、疹三者而解。痴心臆度，或可侥幸无事矣。

犀角　连翘　牛蒡子　杏仁　银花　鲜生地　大豆卷
鲜石斛　天竺黄　西牛黄过凉　新会皮过燥　黑栀　芦根

暑　湿

忽尔形寒欲壅被，忽尔身热汗若霖，即以此两层考论，其病之所因，良是无形暑湿之邪，内袭三焦气分使然耳。《内经》有云："暑当与汗出勿止。"香岩有云，洒洒恶寒，潏潏发热，为暑风伤气。气分之邪，郁不肯化，所以寒热汗霖，漫不肯愈。《内经》又谓："上焦不行，则下脘不通。"上焦气分之邪，郁久不宣，而中焦胃腑之间，遂渐化热，热蒸阳明之络，令人龈糜

唇樵為胃為膚當股司納氣去必邪迫下焦腸胃之間當陰則必使糟粕

後陰則大便洞泄鄙人慾證素品感敬遠猜臆度總須訂明現痛疸必

上詳臍諸疸顯屬牙中三焦咳痛甚則調治之法必當從上中下三焦下

筆美為論孚病的之甚咳痛逆必能當有轉之之執勢令則但湯之之執夕

當有偶渴引飲令病情令則但口似孔鷁敗執湯夕習有苦痒若甚以

好候視吉羊並不苦痒吉羊但墨意甚夕當有潟大捷夢之綵象

頃凉濇中之力但覺微熱夕左右思惟為生呈湿瓶肋凱凱如霧

立那如天地晞彭之大執君待元執踏竿而宅所環宇必此不過是

乾令無彩善延之病當以羚清靈感之劑令之蜂燄微風掃露可霧

天清夕必病延每日病及三焦而方擇峻劑強投恐忘稱其疸夕懷

古浮于才先生要于剩方有輕可云實之剩用治似執似實之疸夕夕

臻奴謹師其法佛徑善之卯俾輕高竟運上其乾分尋源爲化胸腹

34

唇揭。要知胃为仓廪，职司纳谷者也，邪迫下焦，肠腑之间，前阴则小便短赤，后阴则大便洞泄。鄙人诊证，素不敢遥猜臆度，总须参订所现病症。以上所绪诸症，显属身中三焦皆病。然则调治之法，亦当从上中下三焦下笔矣。若论乎病致三焦皆满之候，当有赫赫之热势，今则但温温之热耳；当有大渴引饮之病情，今则但口似干，欲饮热汤耳；当有舌绛苔焦之外候，视舌本并不甚绛，舌苔但罩薄糙耳；当有洪大拚数之脉象，顷诊濡小乏力，但觉微数耳。左右思维，要是暑湿热为氤氲如雾之邪，如天地氤氲之大气，不待亢热酷旱，而先斥环宇也。然不过是气分无形无迹之病，当以轻清宣泄之剂治之，譬犹微风拂雾，可冀天清。若以病延多日，病及三焦，而大挥峻剂猛投，恐不称其症耳。忆古徐子才①先生垂十剂方，有轻可去实之剂，用以治似热似实之症，每每臻效，谨师其法。倘蕴蓄之邪，得轻而宣，竟从上焦气分，寻隙而化。胸腹

①徐子才：当为徐之才，为南北朝时北齐名医。

黄玉水晶白癜，邙垦部之出路，末谙附方庶，照经先生评议

大豆卷　连翘　青蒿　薄荷末露　杏仁　生以朴　团圆滑石

通州广皮　枳壳皮　西豆豉衣　鲜荷叶　困腻雪水煎者

此枢用宣泄枢之意，乃取严冬立品严寒以微养夏之肠枢云尔

甚至伏邪迫仲秋发时，邪伏较深，乃能一夏辣蒸起之病时形寒多热躁

似瘴象绵延一体扞来，日久阴虚情形，果割绎吕多诸缓保邪

溪筑酱荡荞原多选逐会影瘴势院不畅明裡邪善由闭脉自

蓄原表裡之区淋之使大躯廉之程曲之甚即揭之窀宅如露之甚

不藏空暖则脘脱不舒筑逆不适此匪之中进不滞则喜饮广野吐

不吐如溃之下虽由揭邪所结前阴则溲溺移易後阴则大使闭阁

视舌苔在腻舌傍黄带龟白贺乱晕瘴瘴热胁气瀰漫肉当三甚病

荏苒来未侵臀不而细搪六郡邪情供瘀机坚瘴沸煮虫偷此等邪情

36

发出水晶白痦，亦是邪之出路，未议附方，候明经先生评政。

　　大豆卷　连翘　青蒿　藿香露　杏仁　生川朴　囫囵滑石通草　广皮　瓜蒌皮　西瓜翠衣　鲜鲜荷叶　用腊雪水煎药。

　　此非用寒治热之意，乃取严冬之严寒以敌炎夏之眴热云耳。

伏　暑

　　夏令伏邪，至仲秋发泄，邪伏较深，所以不能一旦豁然。起病时，形寒身热，酷似疟象，绵延一礼拜来，日有欲疟情形，界划终不分绪，总缘邪深气郁，募原不达，遂令欲疟不畅，疟势既不畅朗，里邪无由开解，自募原表里之区渐渐传入躯廓之里，为三焦所居之窟宅。如雾之上焦不获空旷，则膺脘不舒，气逆不适；如沤之中焦不清，则喜饮废纳，欲吐不吐；如渎之下焦为热邪所结，前阴则溲溺短赤，后阴则大便闭合。视舌苔薄腻，舌傍两带，色白质韧，暑湿痰热，氤氲弥漫，内蓄三焦，病在气分，未侵营分。而细揣六部脉情，俱历乱无序，沸数无伦。此等脉象，

即苦寒走草以涌泉之功百如海此脈恐波浪誠甚叵測顧亦可也

且宗仲景說吐不吐慎懷次冤等條比例揣法務使三其乾機得以稍穌

胸膈養出百痞方盡邪之患欲盡此須待邪能空後也

大豆卷　山梔皮　連翹殼　青通州　藿香露　蘆根　薏苡

廣皮　枇杷　化皮紅　苧根　竹茹

春秋我戒時邪脈養丹疹脫屬吞後病又火勢雖熾慮解邪剩其氣

當雅膺隔之間固黃霧鬱殿恐病下痙逆蒸會升之埸倚藥揮宮慮

黃目移種自覺吞支脑處逐覺不朦斷此也脘痺痙悄而已纙後藥加

嗌惡之則肝氣遶肝蘊遶乳與向之痛熱狂相纚紿絢中大飽矣

鬆旋涿以之度納名澥武微不至牢每餐僅喉稀粥蓋盂設康粮又

糜下脘之上膈膈之下即吾新泰或擇牙擇蘖或摩脘料乾瑜時乃適大

九枇義田宮病之中必括生一吾儒許怔四曰凡病必須難為何病之發若

即《黄帝素问》所称"浑浑如涌泉之脉"。百脉得此脉息，波浪诚是叵测，颇不可也。且宗仲翁[①]欲吐不吐，懊憹烦冤等条，比例措法，务使三焦气机得以旋转，胸腹发出白㾦，方是邪之出路，然须待两候[②]之后也。

　　大豆卷　山栀皮　连翘壳　杏仁　通草　藿香露　萎皮　蒿梗　广玉金　羚片　银花　化氏红　芦根　竹茹

噎膈

　　去秋几感时邪，躯发丹疹，脱肤之后，病之大势虽瘥，余邪剩热，勾留于膺隔（应作膈）之间。因贵务殷忙，病乍痊，遂登会计之场，倚桌挥写。历数日，精神自觉不支，胸次遂觉不旷，斯时也，脘痞懒纳而已。继后叠加嗔怒，怒则肝气上逆，肝脏逆气，与向之痰热两相纽结，胸中大气，失转旋流行之度，纳食渐渐式微。入冬以来，每餐仅啖稀粥盈杯，设谷粒不糜，下脘之上，膺膈之下，即不舒泰。或摇身摆体，或摩胸抖气，逾时乃适。大凡抱恙四百四病之中，必居其一，吾侪诊治四百四病，必须确为何病。病若

---

　　①仲翁：此处指汉代张仲景。
　　②候：古代以五天为一候。

世名豊可漫稱可診耶細玩

暈畫三限三陽德曾之膈後賀柯韻伯覚生詔三陽住居狗牛主運

一牙之瓶化希三陽隂之廓之廣為後瓶熱而揮三陽唐瓶可司敦佛

水書而精華以司敦佛萬如人牙有生口後金額五兼精華之瓶以

涕灘視往盻喉盈盈有限梯廉之術三陽矢瓶自不斬佛精濃以輪運

五羅之類四按百觸俱矣其灘溉猶化之職由興精神目盖盖板肌間

茎消瘦撹肌肉之表病雨口此可搆肌肉肖消矣玻溏

肌間院骨資稟大陽亦陽島白獨有否資稟小陽隂枯則以便滴漑大

黃囊虹羊矣而後巳丹溪先生論彌疰將糞堆羊矣廬歸到另隂之

係形以危栗診孫左老六都以五十五寸孫紫鄉都徐滑矢都徽西陽

夢卅尺之要椇虛精骨氣之虛寸罪之弦滑就另好瓶疰熱之驗視

茶翁之素取曠孤大師也嘗墻中

弱陽枯則大便院德 昙 左茶狀盡四子栗兩今澠若小栗再還再延必

无名，岂可漫称司诊耶！细玩南翁之恙，乃噎膈大症也。尝读仲景书，三阴三阳结，为之膈。后贤柯韵伯先生谓："三阳位居胸中，主运一身之气化。"兹三阳廖廓①之区，为痰气热所痹，三阳清气，不司敷布，水谷精华亦不司敷布。要知人身有生以后，全赖五谷精华之气以滋灌溉，现在略啜盈杯有限稀糜之粥，三阳大气自不能布精液以输运，五脏六腑、四肢百骸俱失其灌溉输化之职。由此精神日益萎顿，肌肉日益消瘦，抚肌肉之上，如扪枯松之表。病而至此，可称肌脱肉消矣。脏腑肌肉，既无资禀，大肠小肠，焉得独有其资禀。小肠阴枯，则小便滴沥，大肠阴枯，则大便干结。曩②者粪状一如□粟，而今渐若小粟，再迁再延，必至粪如羊矢而后已。丹溪先生论膈症，将粪是羊矢一层，归到不治之条，不亦危乎？诊脉左右六部，各五十至，寸脉关脉都弦滑，两尺部微而濡软。两尺之软弱，是肾精肾气之虚；寸关之弦滑，就是肝气痰热之验。视

———

① 廖廓（liàokuò）：高远空旷。
② 曩（nǎng）：以往，从前，过去的。

舌苔深灰或黑而形糙膩，敦古舌鑑論上十式皆清糙膩而渡灰黑者

挑誠中形，分別渭痰挑肉結淤新陳之瘀矣，肉經之瘀痛必求其華而此瘀

之華之字懷挑肉結，在胸則調治之法者以苦辛通降胖為主搆揉伸中景

先生瀉心湯實啟其上其壅閉橫灣仲滬先生五仁以潤下其揚揚務須把

膈中痰滌洗淮清則三陽矢氣得以輸運納食必段防塞納食一增

則水穀之精華自能隨三陽敷佈之氣化精微而生氣血就生

補之補

松子仁 薏仁 火蘇仁 郁李仁

雲苓參 以連 廣皮 釵斛 半夏 桃草李仁

溫溫內藏三其，臥病屎指彌月胎則然之方挑維則有懍意作挑似

癢癢緯特振邪濕異化葢可先生論溫邪素濩之時每每表裡傳恣

誠閱歷之言也册庵臺進調劑其陰陰遂三焦氣而經清室以其陰繼也

從此陽明經表裡調和亘凶四五日之前吞熱挑之勢乃受內傷吐之挑濡

舌胎深灰如黑，其形粘腻。考古《舌鉴论》七十二条，滑粘腻为痰，灰黑为热。诚中形外①，可谓痰热内结，彰明之症矣。《内经》云："治病必求其本。"此病之本，本乎痰热扭结在胸膈，则调治之法，当以苦辛泄降为主。拟采仲景先生泻心汤，冀启其上焦壅闭，复缪仲淳先生五仁汤，以润下焦肠腑，务须把膈中痰浊洗涤一清，则三阳大气得以输运，纳食不致妨害，纳食一增，则水谷之精华自能随三阳敷布之气，化精微而生气血，就是不补之补。

西洋参　川连　广皮　钗斛　半夏　干姜　杏仁　松子仁　蒌仁　火麻仁　郁李仁

湿温

湿温内袭三焦，卧病屈指弥月，始则悠悠身热，继则有憎寒作热似疟之势，缠绵转辗，邪留不化。吴又可先生论温邪未溃之时，每多表里传变，诚阅历之言也。两候叠进调剂，其始也，从三焦气分轻清宣泄，其继也，从少阳胆经表里调和。直至四五日前，寒热之势，乃变为燔壮之热，濡

① 诚中形外：出自《大学》，原文为："此谓诚於中，形于外。故君子必慎其独也。"意即内心真诚，会流露于言表，君子哪怕独处时，也应谨慎不苟。此处应为内有痰热，形诸外则见舌黏腻灰黑之意。

少之所积说浸大之象遍躯肌肤之肝泽肤燥者瘟之修称形

少希手毛若会晶此石白疕又名白疕是邪之出路也乃病之转阔也

惟瞬躯贯险分寿若凤有阳痢疲红之瘀令蕴痒久摄执凑

求阮君易固之津液更速壮火燥原之刻夺隐漱之摧残岂待赘

诸笔墨也韵处欲吟不其殉瘸石舒肃味聊之大便糜渍小溲溢

漾活谬互宽昼温温瀄濛之邪颗其元所於三其浸求淫执之痕

自衡传萤执追僻阴弛胎委闭查顶之白疕犇执阳瓶弛张敛

幻虬皖查习之为平年而之傈而每昼绸缪乘男令之法皆须计及主他

顶在白疕工求古寻谕循程措依忆白疕一论上舌翠宥昭训

惟车好厦彝荣实嚴立有寿條谓三其瘦状之郛彩浸上其敝

乡弱出正其如露佳宇天象调全贵手轻傳之浚切悬垂冈沉豪谨

阿弥教而崇敛其隐捞期修兵续佛密水厦种邪逕疹浅僠扭迟得厦可握把

小之脉顿现洪大之象。遍躯得溱溱之汗泽，膺腹发磊磊之疹迹，形如芥子，色若含晶，此名白疹，又名白㾦，是邪之出路也，乃病之转关也。惟嫌体质阴分素虚，夙有阳焰痰红之症，今为病魔久扰，热熯①于身，既虚易涸之津液，更遭壮火燎原之劫夺。阴液之摧残，无待赘诸笔墨也。询知咳呛不爽，胸膈不舒，谷味聊聊，大便糜溏，小溲涩烫，诸证互究，其湿温弥漫之邪，显然充斥于三焦。从来温热之症，自卫传营，热迫伤阴，贻患昏闭者有之，白㾦轰热，阳气驰张，贻幻②气脱者有之，可不未雨之际，而多其绸缪乎？为今之法，无须计及其他，须在白疹上。求古寻论，循经措法，忆白㾦一论，上古罕有明训。惟本朝屠彝尊、叶香岩立有专条，谓三焦蕴伏之邪，欲从上焦气分而出。上焦如雾，法乎天象，调治贵乎轻清清泄，切忌重浊沉寒。谨师所教，而兼顾其阴，务期疹点续布，密如蚕种，邪从疹泄，燔热退解，庶可把握。

---

①熯（hàn）：干燥，热。《周易·说卦》曰："燥万物者，莫熯乎火。"
②幻：疑为"患"字之误。

伏 暑

夏暑内伏，秋凉外抟，元府致密，伏气乃现，症名伏暑，又曰晚发。此症惟任己篇，论之极详。其旨☐谓，表束之新邪，当察六经；内蕴之伏邪，须辨三焦。诊得脉象浮大动数，舌苔腻浊，头颅掣痛，熇熇①无汗，膺脘拒格，胃钝谢纳，溲溺短涩，其色纯赤。证与色脉合参，是暑湿粘腻之邪，内伏肺胃膀胱，新凉收肃之气，外束太阳经表。治宜辛凉宣泄，使表里开展，募原畅达，转成疟疾，邪威始定。

羌活　豆豉　山栀　连翘　小朴　杏仁　香薷　滑石　通草　广玉金　羚羊角　葱头　荷梗　藿香露

暑 湿

暑邪内袭，郁蒸病热，乍起似疟非疟，而热不凉彻。逾一候之后，膺腹发有白痦，始则稀稀布露，继则磊磊密布，是邪化之机。所以痦发已来，热势渐衰，谷食渐进。缘蕴蓄之邪较盛，一痦不足以去其病，故而日来身热仍渐起渐平，白痦致随潮随隐。夫白痦一证，历古罕有明论，惟本朝屠、叶二公，立有专条，谓"暑湿氤氲之邪，欲从上焦气分寻隙而出，调治之

①熇熇（hèhè）：火势旺盛的样子。

47

法贵乎轻清灵透，否则重者愈机报翟当遂寻其旨视其病极脏诊孙象
颇弦去云瘟疫自绕说孙稀症将来定有瘟候尾波时则别望他呕幼也

罗 滑石 通州 霍东鄌 藿香 登辰子

蝉蜕 杵蚕 芦根

仲景病渍秋阵苓瘟诊孙澤细至任揽之神痕毛豪岂样集时合暑渴
之义良由肆之壽渍发长友天地大瓶渍越中阳自馋犹健㙱权大使
斯兴怨久径三旨之火邓待太阴蝉生曰脏两阳陇胃生必曰云其億脬阳
否转败溺危弟已胃阳否佛玫绫脹谢伺懐去临蝉胃久君之忍帷禾垣
实昌制谕欧精谓蝉宜补则健宜通则运又谓渍氣在下则生飡
渍洇瓶往上削生郎以制有补中葢氣阳方疏补豆施枣佐卅阳之品其
有烬经当宋唐法互用之抉摊煎剂用伊苨经中阳戊已瀉如射麻紫枝
补蝉生必怪其藜复以萬雅以先生嘱神殺教以胎其角䠛用㟁苤卜渍

法，贵乎轻清渗泄，不宜重药乱投"，谨当遵守其旨。视舌苔极腻，诊脉象颇弦。古云，疟脉自弦。凭脉揣症，将来定有疟疾尾波，余则别无他幻也。

小朴　滑石　通草　藿香露　杏仁　米仁　冬瓜子　蝉蜕　郁金　芦根

泄　泻

仲夏病泄，秋凉不瘳。诊脉濡细不任按，神疲色夺，岂犹是时令暑湿之恙。良由体元素薄，交长夏天地大气泄越，中阳自馁，乾健无权，大便斯泄，泄经三月之久，不待太阴脾土日涸，而阳明胃土亦必日云其愈。脾阳不转，致漏卮①不已，胃阳不布，致脘膜谢纳。忆古治脾胃久虚之恙，惟东垣李君，制论颇精，谓"脾宜补则健，胃宜通则运"，又谓"清气在下，则生飧泄"，所以制有补中益气汤一方，疏补互施，更佐升阳之品，具有至理。当宗其法，互用之。拙拟煎剂，用仲翁理中汤，戊己汤加升麻、柴胡，补脾土以培其体。复以葛雅川先生一味神曲散，以治其用。体用复常，清

①漏卮（lòuzhī）：有漏洞的盛酒器，此处比喻大便泄泻。

陽上升厥痉或可峙屋

人參　松草叁　雲茯苓

白芍　牝蒿茶　又萬先生神農方

伏氣秋涼巷現痘君晚發癍類平傷巻起自营虚瀆之奶癘復乃阵韓遂邪誉

淌陵漫佈之其咳喰乾澀上其痘也口渴癘納乎其痘也瀆瀰经甫下其

痘也伏許發邪則必許之威視當搞徐舌澤名澤形膌神姜孫危動劈

陽津陰緻巳瀃形其潤濘承陰虚邪伏之證最惡入誉昏閉之受局勢

姆隂急守耒津遠澀之削務期膌復煞出水晶白癘方乃絲危為要達

厍圉漬名籮名料聲奪通府參賢　大力子

連翹荅　花粉　芦根　霍貝露

日前懷料其必肴自癘苂会乘五即顧邪肴未務美白癘一痘歴來罷肴

照論惟耒形歷晷聲章先生立肴高條谓之其聲伏之邪形済上其氣分

阳上升，厥疾或可望瘳。

人参　於术炭　云苓　炙甘草　升麻　柴胡　干姜　白芍　广陈皮　干荷蒂　又葛先生神曲散一方。

伏暑晚发

初诊：

伏气秋凉发现，症名晚发，类乎伤寒。起自寒热，浑浑如疟，复不能畅达，邪无以开泄，漫布三焦。咳呛干涩，上焦症也；口渴废纳，中焦症也；溲溺短赤，下焦症也。伏暑受邪，则如许之盛，视齿槁燥，舌绛不泽，形瘠神萎，脉虚动数，阳津阴液，已渐形其涸。从来阴虚邪伏之证，最恐入营昏闭之变，局势殊险，急以承津透泄之剂，务期膺腹发出水晶白痦，方有转危为安之望。

犀角　滑石　鲜石斛　郁金　通草　参须　大力子　连翘　杏仁　花粉　芦根　藿香露

二诊：

日前，忆①料其必有白痦，而今果如所愿，邪有出路矣。白痦一症，历来罕有明论，惟本朝屠彝尊先生，立有专条，谓"三焦郁伏之邪，欲从上焦气分

————————

①忆：当为"臆"字之误。

吾辈临证治法主以轻清宣达其邪 群毒散 荆芥 牛蒡子

麦仁 通草 连翘 银花 滑石 藿香叶瓣 芦根

夜伤樗晏发秋病瘰七月间疟势月作 而瘰枳浮之故每分骨隙伏邪

又复渡荔原泄越日向柞瘰或有月初传如三阴候瘰一雌三日一作或在

于昼或壮于夜又复条差莫定此由平素操劳亟漱云正云则萦

邪久稽一任瘰秋来激西涂雨以瘰来早晏不齐延近迄九月中下瘰魔

每刻期而此正期之瘰散于夜多惺推蔡能兹次日展时之又达之瘰迷

业氏郎称连绵瘰也与子别瘰之一大小合似是为家究其派理连

勇悍必发二瘰分为二或缠得了棠其实仍兹三瘰也工苏语侣眇晰瘰

势混兼波连之义常柰话尽三阴之理瘰岁言一度名曰三瘰谁不料之

迄三阴之中有余际处写于阴既有厥阳也三阴各主一经候必须承情

寻隙而出，治法主以轻清"，当遵其旨。

　　鲜石斛　郁金　牛蒡子　杏仁　通草　连翘　银花　滑石　藿香露　芦根

疟

　　夏伤于暑，交秋病疟。七月间，疟势日作，而憬热浑浑，不分界限，伏邪不获从募原泄越，日向于里。至八月初，传为三阴痎疟①，疟虽三日一作，或在于昼，或在于夜，又复参差莫定。此由平素操劳，正气渐虚，正虚则御邪无权，一任疟邪东激西流，所以疟来早晏不齐也。迨至九月中，疟魔始刻期而至。正期之疟，发于夜半，瘥于黎明，至次日辰时之交，又连一疟，是巢氏所称"连珠疟"也，与子母疟之一大一小者，似是而实非。究其底理，实非珠联之疟，亦因邪匿较深，出路不能迳捷。正气虚惫，御邪不能勇悍，以致一疟分为二至，才得了事，其实仍是一疟也。上数语，但明晰疟势混蒙、波连之义，尚未语及三阴之理，疟发三日一度，名曰三疟，谁不知之？然三阴之中，有太阴也，有少阴也，有厥阴也。三阴各主一藏，亦必有脉情、

————

　　①痎疟（jiēnüè）：疟疾的通称。亦指经年不愈的老疟。

症情活見于沉芤緩弱諸脈總以雜投剂自可戈覆诊以弦象勢勁主闗尺大

咸惟兩尺獨沉山豪之中卻有弦意者为痰邪伯缓之之沉于尺中者痰邪

運于少陰胃經迚必矣視其毛光紅堂者参振陰和伯表也必矣擬用方

何人饮会哯乞六味泽其肾陰调其陰陽扶其痰邪而是擋法錄茲互规

糎纯墨之外矣

　云苓　粉丹皮　首乌　人参　萹蓄　生地　苍朮　一肾　淮山薬

　　　　　　　　皂角　泽泻　廣皮　威仝仙　陰陽亚虚

大凡伏暑一症既散白痰之彼説伏之邪即有淫痰而化何致拖势绵延

耶太童真陰筑朱充曲绝陽之體肉經官云邪之所湊其熱必虚陰者

立陽必凑之暑腸陽邪乘陰于之虚辇当平靜墨之躯遂含好痰煙從乎

月为已白痰漫延六空有气伝之陰筑它絶陽虚猶裹但拋为窓者

曰痒懷此症頤有堂懷之意聊之殊色壶執之殊静之烏陰气之痒痰煌

平相肎工吉洽悍痰师痒咸任甘凉薤仿喻氏法宣合于雲方者以甘凉源

症情、舌色可凭，苟能体认得确，投剂自可弋获^①。诊得脉象，两手寸关无大疵，惟两尺独沉，沉象之中，却有弦意。古云"疟脉自弦"，弦之沉于尺中者，疟邪逗留少阴肾经也必矣。视舌色光红，无甚苔垢，阴分偏虚也亦必矣。拟用古方何人饮合柴芍六味，滋其肾阴，调其阴阳，拔其疟邪，如是措法，谅不走规矩绳墨之外矣。

首乌　人参　当归　生地　柴胡　萸肉　淮山药　云苓　粉丹皮　白芍　泽泻　广皮　威灵仙　阴阳水^②煎。

疟

大凡伏暑一症，既发白㾦之后，所伏之邪，即可从㾦而化，何致热势纠延耶？奈童真阴气未充，为纯阳之体。《内经》有云"邪之所凑，其气必虚"，"阴虚者，阳必凑之"。暑暍阳邪，乘阴分之虚，辕留乎肺金之脏，遂令肺疟缠绵，半月不已，白㾦隐现，亦半月不已。《内经》又云，阴气先绝，阳气独发，但热不寒，名曰瘅疟。此疟虽有寒慄，慄甚聊聊，殆至发热，热殊赫赫，与阴虚之瘅疟酷乎相肖。上古治瘅疟肺疟，咸任甘凉，谨仿喻氏法，而合千金方，不亦甘而凉

①弋获（yìhuò）：射而得禽，泛指擒获、获得。

②阴阳水：指凉水和开水合在一起的混合水，主要用作调药或做药引子。明·李时珍《本草纲目·水·生熟汤》："以新汲水、百沸汤合一盏和匀，故曰生熟。今人谓之阴阳水。"又曰："凡霍乱及呕吐，不能纳食及药，危甚者，先饮数口即定……分其阴阳，使得其平也。"

乎。脉情无大疵，舌色亦无大疵，姑置勿论。

西洋参　麦冬　石膏　杏仁　苡仁　冬瓜子　天冬　空沙参　银花　橘皮　竹茹　芦根　右药煎好，露一宿，温服之。

痢

初诊：

先由暴注下迫，继变五色痢疾。夏秋此患，良是暑湿之邪，胶结肠腑，炼营灼液，清浊混淆。痢经匝月①，澼下几千行矣。迄今度次虽减，尚漏卮不已。肠胃膏液走泄无穷，脏真阴液，日云其虚，阴虚则阳旺，虚阳蒸灼于内，身体因之发热，喉咙因之介痛，唇丹舌绛，形瘠脉数，都属阴亏阳亢之证。至于脘次隐痛，指为侮土，亦未尝背谬。必寻其根源，辨其症端，庶几②药到病所，岂可率尔从事？若论肝木侮胃之痛，当成阵作痛，或温温频痛，岂有口中得食，脘中即痛之理。脘痛一层，当责诸胃口贲门脂膏之涸。令吞咽饮食，必从胃口贲门而进，贲门枯矣，脂膏失获，致有切肤之痛也。若专属痢多伤阴者，用药断难下笔。询得刻下，一昼夜间，滞下尚有十数度，欲便里急下重，颇不爽利。以

①匝月（zāyuè）：满一个月。

②庶几（shùjī）：或许可以，表示希望或推测。

此窺探其迴腸曲屈之既顯有暑溼蘊薇豈疑君平接邪楷法極為精確

診畢後啟衣視溼呈仰瓦之形古人謂痛疾礦好仰瓦判為名溼指寔真

當竭之義豁瞬有薔墻之室哭晚承雜招勉揆仲聖白頭翁湯以淫熱痛

後重復于重吳甘怀湯以救垂涸之陰法雖似備寉恐難長矣及矣

白頭翁　以連以柏此養後　爱各什　寿至　驅使服　銀毛

生地　皂莢　洋參　桂枝　糯稻根　荷蒂　用白糖湯煎

三招白頭翁湯復吳甘怀湯胃陽梢優秉宋进痢下帶糞腸坦穀

避雜名曰二病入坦逢考之痛育寉弧此重腸溼今診姚左右郵各五

廿逆供後大摶氣牙豁羡之壯熱嘗讀大家書下痛壯熱枳亮危下痛脈

萬委危今雜似兒鬆机洪雜惋報平芴以痛下久延牙趨邪盍痲瑞為

惡歉芴脘陰大刻潟溼椀留了辰其老津雕孁復四元君昭其謀芴

疬痛裡急後重腸溼顯著調治法程陰露五際潟坦直通仍坐等

此窥探其回肠曲屈之所，显有暑湿壅蔽无疑，虚中挟邪，措法极为棘手。诊毕后启衣视腹，有仰瓦之形。古人谓痢症腹如仰瓦，判为不治，指脏真告竭之义，转瞬有萧墙之变矣。既承雅招，勉拟仲圣白头翁汤，以治热痢后重，复千金炙甘草汤，以救垂涸之阴。法虽似备，窃恐鞭长莫及矣。

白头翁　川连　川柏　北秦皮　炙甘草　麦冬　驴皮胶　银花　生地　白芍　洋参　桔梗　糯稻根　荷蒂　用白糖汤煎。

二诊：

三投白头翁汤，复炙甘草汤，胃阳稍复，谷味略进，痢下带粪，肠垢较逊，谁不曰病入坦途。考痢症，首重胃气，次重肠滞。今诊脉左右六部，各五十至，俱弦大搏数，身体蒸蒸壮热。尝读诸大家书，下痢壮热者危，下痢脉数者危。今虽似见松机，决难慨报平安。以痢下久延，身热脉数，两端为恶欸，为脏阴大劫，肠滞稽留耳。唇丹舌绛，躯瘦腹凹，元虚昭然，腹筒疙痛，里急后重，肠滞显著。调治法程，阴虚宜滋，肠垢宜通，仍以炙甘

草汤以滋肠腑之阴，香连丸以荡肠中邪秽，如是措法，谅不致废绳墨也。治痢症，肠腑滞窒，必于香连丸为主。不用汤而用丸者，谓肠中有形之秽，以借有形之丸，以驱逐之也。以有形攻有形，古人之法，奥义良深。

阳　黄

初诊：

面黄目黄肌色黄，溺色亦黄，谁不知曰黄疸。而黄疸一症，《金匮》分为五种，洁古老人又有阴黄阳黄之异，长沙太守更有蓄血发黄一论，诸症罗列，载诸简册，要使后人临症揣摩。揣摩得确，投剂庶几弋获。视黄色光明不晦，是阳黄也；诊脉右关偏滑，是谷疸也。湿为熏蒸之气，黄为蕴酿之色。瘅症肇始，原属湿热郁蒸而致，湿热固主阻气，气不流运，血亦瘀滞。阳明胃腑，为多气多血之乡，络血瘀伤，凝衃①内蓄。要知人之华色，乃营血之标光，营血瘀滞，光华不布矣。颜色变黄，不亦宜乎？数日前曾吐紫衃盈碗，昨又复见衄血，此瘀凝蓄血，诚中盈外之验。据述刻下，膺次犹欠舒展，殊觉泛泛欲呕，中宫胃腑混浊，胃络不和，窃恐尚有衃瘀贮蓄耳。再呕再吐，势

---

　　①衃（pēi）：又名衃血。凝聚成紫黑色的瘀血。

所必致。阅诸君方药，可称长以疗治矣，鄙意再以血药参之。未识明经者，以为然否？援古方平胃、泻心、茵陈饮、杏仁饮四法出入互写，气血双调，营卫兼顾。试服五六剂，得有影响，再商后法。

茅术　厚朴　陈皮　川连　茵陈　山栀　参三七　半夏　云苓　桃仁　姜炭　青蒿　归尾　竹茹

二诊：

叠次惠顾，频进分消，眠食渐渐如常，溲溺色亦渐淡，脾胃膀胱之湿，已渐消默化。视面腔黄气，虽减其半，而两目气轮，黄色依然，肌肤犹如染柏汁。诊脉滑实动数，阳黄疸恙，毕竟未瘥，刻下既无脏腑内证，此黄也，想在躯廓之外矣。忆古治黄疸，以茵陈四逆汤为主方，而仲景先生，更垂麻黄连翘赤小豆汤，亦治肤腠之黄，乃方外之方、法外之法。谨采用之，再参鄙意，复五皮饮以行皮，佐茵陈以驱黄，最是疗皮腠郁蒸之湿，与向之理脏腑之湿者有间焉。正合轩帝，从内之外，而甚于外者，必先治其内、后治其外之理，非杜撰也。

麻黄（先煎去沫）　苦葶　云苓　广皮　山梔　连翘　赤小豆　大腹皮

五加皮　茵陈枝　苡仁　鲜冬桑枝

邪越养原为瘰疬，候师瘖喑咳，陷入经络白痹痹，合刺比，日从未越作倦平

热烦夜来拥，日如甚痹低痒，懐痒痒之痹，邪奴单之单，胃作志字讲解乃著

热湿邪瘸毒，又而热发之时，口渴颇见宛五白苔，证调制湿难渴夹郁

咳沸热云湿，越瓶之中，素接湿热，面黄瀰未湿痹也，湿满腻淡淡滋痹也

道前三枝平实发神郁，抱胃热已精振，甚陷湿之得效灵，而平胃气救但能

却其满部，已能清其瓶热，并搬养胃白云，含平胃气发戟，互暑湿热之瓶郁

相顾聆多缘，向有旷珉痛宿病，今乘热势窃发必损肝之品养之

[囤方]

誉木　名芒　参赞（制）
　　　　制朴　云苓　陈以半友

藿香　牟朹　养身　钩
　　天麻

湿热易攘瘰疬，波荡样邪德厥阴肝之候太阴牌之候太阳牌之脈左胁肥

麻黄先煎数沸去 青蒿 云苓 广皮 山栀 连翘 赤小豆 大腹皮 五加皮 茵陈梗 姜衣 鲜鲜紫苏叶

疟

邪越募原为疟，痰侵肺脏为嗽，治以泻白清脾饮合剂。比日于来，热作傍午，热瘥夜半，按日如是，症似瘅疟。瘅疟之瘅，非双单之单，当作热字讲解，乃暑热阳邪独发耳。故而热发之时，口渴烦冤，宛如白虎证。询知渴虽渴矣，却欲饮沸热之汤，热气之中更挟湿气。面黄溺赤，湿症也；口涌腻涎，亦湿症也。所以日前，三投平胃散方，神气稍振，胃气亦稍振，是治湿之得效处。而平胃散但能却其湿邪，不能清其气热。兹拟苍术白虎，合平胃散互泻，斯暑湿热三气，都相顾盼矣。缘向有肝风，头痛宿病，今乘热势窃发，以熄肝之品参之。

苍术 石膏 参须 知母 制朴 云苓 陈皮 半夏 藿香 金斛 谷芽 钩藤 天麻

肥 气

湿热不攘，疟波荡漾，邪结厥阴肝之络，太阴脾之脏。左胁肥

凡邪若霞蒙腠第勝將撞之堅硬面腸黃邪弦滑雖云病久之虛象滋濕邪游
並無化驟之為又賦何賦撰補耶經停另邑單據並復撰用平實救復宜鈴
于敢加附子以通陽宣達以滋濕佐青方鷄金散以推蕩中宣陳腐諸症流十餘
劑務期中樞漸轉復第漸和再商後法

蒼朮 黃連 附子 廣皮 雲苓 延胡 金鈴子
玉附 藿香 鷄肫皮 查楂柳 麥芽

秋禍病煌原由暑濕並主熱肉蘊過募原與營衛之凡隔遇谷爭致
熱含裝熱繼後募原之邪肉隔中宣轉而為濕主熱邪徙迴腸貫而痢
疾病凡自與而盡自當高室經浮轉漏尾巴巴中瓶愈漏愈者濕凡愈
結愈惆濕呼浮茂清陽多外日進水濕積微為覆化凡化血以養五芽
徒挤硬埕蒸蝇釀成腸辟視邪軀羸旺儼若維麼腹第膨滋鼓之藝之診脈
滑大重按摶茶疝成府痢雖坐回勢

气，大若覆杯，腹笥膨脝①，抚之坚硬，面晦黄，脉弦滑。虽云病久元虚，湿邪凝然不化，驱之而不暇，何暇拟补耶？缠绵不已，单胀是忧。拟用平胃散，复金铃子散，加附子以通阳、黄连以泄热，佐奇方鸡金散，以推荡中宫陈腐。请服十余剂，务期中枢渐转，腹笥渐和，再商后法。

苍术　小朴　黄连　附子　广皮　云苓　延胡　金铃子　香附　藿香　鸡肫皮　枣槟榔磨冲

痢　疾

秋初病疟，原由暑湿热三气内蕴，过募原与营卫之气，触遇分争，致鼓含②发热。继后募原之邪，内陷中宫，转而为泄，未几邪结回肠，变为痢疾。病气自奥而堂，自堂而室，缠绵辗转，漏卮不已。中气愈漏愈虚，湿热愈结愈痼。湿痹脾脏，清阳不升，日进水谷精微，不获化气化血，以奉吾身，徒于炼垢蒸胹，酿成肠澼。视形躯羸尫，俨若维摩③，腹笥膨满，鼓之鼞鼞④，诊脉滑大，重按搏数，症成痼痢，难望回春。

---

①膨脝（pénghēng）：肚子胀的样子。

②鼓含：此处应作鼓颔（gǔhàn）。鼓，鼓动、振动；颔，腮下、下颌。因寒栗而下颌鼓动、上下牙相撞击振动。俗称下巴颏打颤。

③维摩：即维摩诘，释迦牟尼同时期人，尝以称病为由，向释迦牟尼遣来问病的佛家弟子舍利弗等人讲说大乘教义。

④鼞鼞（kōngkōng）：拟声。《集韵·一东》："鼞，鼓声。"

東洋參　淮山藥　雲苓　川麻　五味子

廣木香　李肉　銀花　廣皮　焙故芷　薑棗

荷葉蒂

九秋痢痼仲秋患痢人痢之根源原由暑濕熱之氣膠結迴腸之腹易結膿混清濁互結玫瓖游痢之痼七十日避下裁千以可補多而久者實古云痢多傷陰痢之正陽氣之或丹紫或的坐陰虛顯著診得左右脈

各五十至供濕泄穀瘕左尺沉微者重按沙其右關弦急任尋按尿諸有云左尺之部肉腐腎陰腎陽坡陽右尺之部肉腐脾陽坡陽之火脾土之

陽虛形甚寂笑從來五至中火旺可以生脾土坎宮真一之火宴多能温養脾土礎宮之釜下火微則釜中之物不能化此偶危之所以為寶也調停之道自宜補腎陰以雖能籍大士

渗五液補腎火以生脾土但年衰輔真衰彌損宜恐非末之力末能籍精

枯耗耗瞬宮虚之火卻下俾身中之陽乃能應莊崇之震需生斯時最宜防慎淀

　　东洋参　淮山药　云苓　升麻　五谷虫　焙肚皮　藿香　广木香　楂肉　炒银花　广皮　荷蒂

痢

　　凡秋病痢，仲冬不瘥。痢之根源，原由暑湿热三气，胶结回肠之腑，气混清浊互结，致酿澼痢。痢经七十日，澼下几千行，可称多而久者矣。古云："痢多伤阴，痢久亡阳。"舌色之或丹或紫，的是阴虚显著。诊得脉象，左右六部，各五十至，俱濡小软短，左尺沉数，右尺重按似丝，右关更不任寻按。《脉诀》有云，左尺之脉内应肾阴，右尺之脉内应坎阳，右关之脉内应脾阳。坎宫之火，脾土之阳，悉形其寂矣。从来五行中，火旺可以生土，五脏中，肾火可生脾土。坎宫真一之火一衰，不能温蒸脾土，譬之釜下火微，欲求熟腐釜中之物，不亦难乎？火土两虚，转输失职，水谷不能化，此漏卮之所以不实也。调治之道，自宜补肾阴以滋五液，补肾火以生脾土。但六外年衰，脏真亏损，窃恐草木之力，未能籍于恢复，转瞬冬至大节，倘身中之阳不能应葭芦六管[①]而生，斯时最宜防慎。既

---

　　①葭（jiā）芦六管：葭芦即芦苇。古人烧芦苇中的薄膜成灰，置于律管中，放密室内，以占气候。如冬至节气至，则相应律管内的葭灰飞动。见《后汉书·律历志》。杜甫《小至诗》："吹葭六管动飞灰。"

承雅招姑膝理中湯令理陰煎出入品遍作益甚之...謀等而已矣

吳呀　李某　雲峰

秋仲...魔教...由来澈...巵中宮坤陽...運...

已宜疏補...仿...中滿...生資生方困意務使...瓶漸消中

...展則...陽...進...之...可以化精微...津液何

...生形...何...健若...乳...而漫...地...

屢...陰...瀉...泥...漢...候何日...慢...医林...謂...

盤...事竟...音以...孫...剂...正瀉生津試観...牛之義耳

孫溪正瀉生津...晩孫溪愛...生津六郡...

秦...尝...養...以斛...炭...蓮肉

承雅招，姑拟理中汤合理阴煎出入，不过作至尽人之谋算而已矣。

制附子　於术　当归　炮姜　大熟地　白芍　党参　炙草　木香　云苓

脾湿

秋仲疟魔数扰，冬藏湿由未澈，湿热内蕴中宫，坤阳失司默运，纳食因懈，溲溺色黄，脉象濡数，都属湿症。而病魔历久，中气未免云虚。调治之道，只宜疏补，未宜呆补，拟仿缪仲淳先生资生方用意。务使湿热渐消，中枢渐展，则脾脏清阳流布，日进水谷之气，可以化精微而生营卫，津液何愁不生，形躯何愁不健。若以口吻干燥，而漫服地冬等药，地冬属阴药，湿气属阴邪，阴以济阴，湿以济湿，如泥益泞，厥疾何日得瘳耶？医林用药，如珠走盘，非毕竟润药可以治燥，燥剂亦可以止渴生津。试观本草白术注疏，谓"燥脾燥湿，止渴生津"，既燥湿而又云生津，亦邪却津生之义耳。

条芩　山药　云苓　苡仁　六曲　藿香川连拌　川斛　广皮　谷芽　香附　莲肉

冬病夏治此病候挨是冬令伏邪晚發將病當春夏之度即病候防食此不遂暑熱交似康

病魔延益多矣病勢退亦熱有後兩纏綿更月有候面容憔悴與華色神氣

殊每路擾此何以救畢竟有當邪剩甚少大凡診病必究所強非診邪左

右必都以色出浮按診其大飢沈按顏覺細絃動氣邪誅有云細名膽熱緣為

肝横逆為病挑沈絃動氣至邪見之憚以後長甚涼癒邪乘遷歷陰所

范肝為將軍之復其性暴甚至怨所家癒熱此路擾思精之診由來以慘古陰陰

處疼痛而隔要有清肯故一方其淺陰分伏熱遠熱則清則精神情性有傷其

常出微戲欲倉意可勿論

沙參　鱉甲　銀柴胡　地骨皮　桑白皮　蕎枝

白芍　橘紅　茯神　龍齒　湘蓮肉　今鵝掌風方　畜羊健薑陽　頻洗乃効

舌白賀清脉濡者屬濕癒熱新昭之蓄濕癒脹栀胃之逆則甁衝噯噫

熱之寒熱溫癒癃栀畔滯則虧膊膈癒瀧之休已此顯而易見之真況

72

阴分伏热

冬初叠次病疟，犹是夏令伏邪晚发。疟发数度即瘳，饮食亦不逊曩者，似属病魔退舍矣。病气既退，正气当复，而缠绵匝月有余，面容悉无华色，神气殊多躁扰，此何以故？毕竟有留邪剩羔耳。大凡诊病，必凭脉理，兹诊脉左右六部，各五十至，浮按无大疵，沉按颇觉细弦动数。《脉诀》有云，细为阴虚，弦为肝横，数为蕴热。沉弦动数之脉，得之疟疾以后，良是阴虚，疟邪乘匿厥阴肝脏。肝为将军之官，其性暴，其志怒，肝家蕴热，此躁扰怒赫之所由来也。忆古治阴虚疟邪内隙，垂有清骨散一方，直泻阴分伏热，遗热得清，则精神情性自复其常也。微感咳呛，竟可勿论。

北沙参　鳖甲　银胡　胡黄连　地骨皮　桑白皮　蒿梗　白杏仁　橘红　茯神辰染　飞青黛　湘莲肉　治鹅掌风方　千年健煎汤，频洗乃效。

湿　痰

舌白质滑，脉濡右滑，都属湿痰家彰明之著。湿痰贮于胃，胃逆则气冲噫嗳，勃勃不休；湿痰蕴于脾，脾滞则气膜腹胀，漉漉不已。此显而易见之真凭，

又何必尋枝覓葉而漫論君茀耶且乃龍肝玉膽胃束機關之語栗此乎

脾胃之受刑腿膝之牽張乃肝胃內外相磨之呲症尿赤黃業教且詳為論

龍雷濕之陳令小茅友陽加味

去春至底發瘰綿延至今漸已咸菌蔓延腐爛雾痛下齒俱動搖牀序寸教伏

右三部弦弱無力飲食起居善一如舊惟便溏結不易常下此心陽內耗不舒愿由

水飲久戀脾久必發與肝胃之火相編有升無降勢若燥齐承矣蓋苦滑

胃濕蔑陽之齐勈而与天时湿土相應此時論治取劢宣酸昌議业營

脾陽通摅必清胃聊為資生之助

今中黄　黃蓍

生地　青篙　皂角　茵陳　　　少柏　牡蠣　木通

腎俞痛脇痛申未巳久絲發車细靜為左關一部稍見但絃目白珠黃甚苦

蓋肝氣拼脗肝陽擽濕疙趾水另洩木心陽先潰則相火心浚論治宜畵

又何必寻枝觅叶而漫论虚实耶？君不记"脾主四肢，胃束机关"之语乎？至手臂之不利，腿臁之牵张，乃脾胃内外相应之兆，症属无事，姑且勿论。

旋覆二陈合小半夏汤加味。

舌菌

去春舌底发瘰，绵延至今，渐已成菌，蔓延腐烂而不痛，下齿俱动摇。脉左寸较伏，右三部弦强不和，饮食起居尚一二如旧，惟便燥结不易下。此心阳内郁不舒，原由水亏失恋，郁久必发，与肝胃之火相煽，有升无降，势若燎原矣。舌苔黄滑，胃湿为虚阳蒸动，正与天时湿土相应，此时论治取效，岂能容易？议养营以潜阳，通腑以清胃，聊为资生之助。

生地　麦冬　白芍　丹皮　茵陈（华按：可除）　川柏　牡蛎　木通　人中黄　青盐

胁痛

肾俞痛胁痛，由来已久，脉体本细静，而左关一部，犹见细弦，目白珠黄，舌苔薄黄尖绛，肝阳挟湿症也。水不涵木，心阳失潜，则相火亦炽。论治宜育

陰潛陽清心卷之卷第一上策

熟地　山萸　布茶　澤瀉　丹皮　茯苓　菊　布茶　黨參

五味　蓮子　稻枳丸

虛後水虧上升　招引外風客于太陽之隱風動則痠疼牽羁結項後結痠

妙益惡風虛後易於歎逆妙傷風故痛自鳴目花心悸妙右濡弱左寸

關獨大王澤而上此等波內欬肝風上僭痠厥故痛之顀疟來可以項後之妄施

玫玫議泛桑氏招痛肝風筭門參令施法虛方坐其蒂疾延年雯則風動陽升使前陰之妄實

桑竹　鹿角膠　麥冬　水熱膏

生地　白芍　龜膠　牡蠣　杭菊丹皮　善甯茶　天麻　蒿桑

藍中痛尻臀痠痛椒益膝下自覺痛溶而不溫耳閉悻唔目外皆赤舌黃

犬澤通讀則瓶外頸呢咗妙見端乃滅卻下爰風溫卻搏之証夫勞心之欝欝波

當耗故尚養令獲溼之際最易歲爰時郤疵惝雖懷現不常妙不揚概此

阴潜阳，清心养志，是第一上策。

熟地　山药　云苓　泽泻　丹皮　萸肉　川柏　麦冬　党参　五味子　莲子　粉和丸。

头　痛

产后火气上升，招引外风，客于太阳之隧。风动则痰升气结，项后结肿如碗，恶风喜暖，易于咳逆，如伤风，头痛耳鸣，目花心悸，脉右濡弱，左寸关独大，舌绛而光，此营液内亏，肝风上僭^①，痰厥头痛之类症。未可以项后之疡，妄施攻伐，议从叶氏头痛肝风等门，参合施治，庶可望其带疾延年，否则风动阳升，便有阴涸液枯之虞矣。

生地　白芍　龟胶　牡蛎　杭菊　丹皮　苦丁茶　天麻　荷叶　桑叶　鹿角胶　麦冬　水熬膏。

风温挟湿

茎中痛，尻^②臀酸痛，以至于胯膝下亦痛而不温，耳内蝉鸣，目外眦赤，舌黄尖绛，诵读则气升频呃。诸如见端，乃湿邪下受，风温外搏之证。夫劳心之体，营液必内耗，故当春令发泄之际，最易感受时邪。症情虽隐现不常，似不猖獗，然

---

①僭（jiàn）：超越本分。
②尻（kāo）：屁股，脊骨的末端。

溫邪挟濕而据於少陽部位出入之変設謀和邪於少陽肝胆之満除議仿去之大剤少用涼鹹

溫微苦微辛以搜逐少陽伏邪之計即書香軽校之義也

鹹蓯蓉　雲苓　黃柏　秋石　牡蠣　澤瀉　遠志

鮮石斛　麥冬　蠶矢

蓋年宵痛叢橫長夏去年傷叢得延之今嘔吐後延乾味腥燥飲下不為肌膚

由浮皖皃卲神衰少摆迷绕个右側以瘅位時痛此振初起原屬胃陽

君夔木未乘伤積久不愈胖姜傷胃主病胖主運二花二商备有隂陽

之別今令之濡殉且時有遺洩必須健運胖陽收折肝腎廉与痛惜相合

若味平肝和胃當似高名及福當養諸三隂議温補丸刹以後圖之

蔻蕤子　莬丝子　枸杞子　桂圓　枸橘　和丸

吳萸蓉　鼃鼈　陳皮　歸芽　獺肝　�'t

蟜虫肖己平山新况参六蒇西閟况弦有力言菩摩蒙稚腻摆迷

78

温邪挟湿，内据于少阳部分，出入变没，谅非朝夕所能荡除。议仿古人大剂小用法，咸温微苦，为搜逐少阳伏邪之计，亦即重药轻投之义也。

咸苁蓉　云苓　黄柏　秋石　牡蛎　泽泻　远志　鲜石斛　麦冬　蚕矢

胃痛

前年胃痛，发于长夏，去年复发，绵延至今。呕吐酸涎，气味腥臊，饮食不为肌肤，面浮㿠白，形神衰少。据述脘下右侧，有似痞结时痛。此症初起，原属胃阳虚寒，木来乘侮，积久不愈，脾亦受伤。胃主纳，脾主运，一脏一腑，各有阴阳之别。今合之脉小濡弱，且时有遗泄，必须健运脾阳，收摄肝肾，庶与病情相合。若一味平肝和胃，尚似药不及病。当责诸三阴，议温补丸剂，以缓图之。

炙黄芪　白术　陈皮　归身　熟地　枣仁　沙蒺藜　菟丝子　吴萸　杞子　桂心　胡桃　和丸。

郁症

脉得左寸已平，六部沉数亦减，两关沉弦有力，舌苔厚黄糙腻。据述

初投碍所服麦冬育汤酱结之方三四剂颇适续又数遍数遍额痛
脘痞呕吐頻頌冤喉呕吐饮濁則胸次稍宽汗液承膝則表氣漸脱遂念
頃食俱乘纳涤为阵嗷鼻仍通而纳黍反有傳逮之意饮濁漸至
通积之氣生吐平有喪教本醫虚保連些究其能起毳者稍惰虑眉所鹤半
实好胆易招凤尖此人在瓷缸之中与天地瓶化率有黙之相通泛汗胆凤未勃
勃欲雖芳壽重慄而凤㴛之瓶以易于感招議用善辛甘潤之葸剂清
肺疏賓禋口涤勤通降之教以降饮薔与去实分治之方也

洋参　石斛　胡麻　丹皮　黄芪制葱仁以贯叶
苦丁茶　榴红　粟壳　煎服
枇杷　归芍　云苓　名另勻㳀燃新
山栀　丹皮　苣荷　右研为散

初投熄肝胆、养心胃、舒郁结之方，三四剂颇适。续又忽寒忽热，额痛脘痞，口渴烦冤，呕吐饮浊则胸次稍宽，汗液蒸腾则表寒渐解。迄今七八日，寝食俱乖①，络脉为痹，喉鼻仍通，而脉象反有条达之意，饮浊渐有通和之象，是吐中有发散，木郁喜条达也。究其所以然，不独情志有所触忤，实肝胆易招风火也。人在气交之中，与天地气化，本自默默相通，况肝胆风木勃勃内动，虽身处重帏，而风燥之气亦易于感招。议用苦辛甘润之煎剂，清肺疏胃，复以流动通降之散，以涤饮舒郁，亦古贤分治之方也。

洋参　石斛　胡麻　丹皮　黄菊　杏仁　川贝母　苦丁茶　橘红　桑叶　竹茹　煎服。

枳实　川连　归身　云苓　冬术　白芍　柴胡　山栀　丹皮　薄荷　右研为散。

①乖：不正常。

病踰三月身热盗汗欬嗽音哑咽痛肩加善已而脉弦数反故左手尤

坚大而病在阴弦数而望其见咽痛盗汗自汗喉陰之卫久嗽音

哑则肺更虚矣喻氏瘰之症先收天气為後補地道亦难以

尊先败何於及于姑摄保肺金一法

西洋参　阿膠　生蟲子　川尕金　川贝母　炙甘艹

百合　枇杷葉　糯稻根須

麥冬　夢滅麻痹去秋陰瘧久数门去遇多譽術发客遂致风痹陵剥右

吕某任囷嗇诪三阴令面额昏准仁赤而牙齦脹痛继以鼻衄此而

謂陰竭于下则陽越扵上矣故病之在下上者多青中権以為框纽之

機況乳血之紫集扵陽明胃者则机窍阖郑此失其阖引而不靈挽

摘毒骨法名遁循手理匀宽去取效未散必也

久 咳

病逾三月，身热盗汗，咳嗽音哑咽痛，有加无已，而脉弦数反甚，左手尤坚大。凡病左脉弦数而坚，且见咽痛盗汗，自属肾阴之亏，然久咳音哑，则肺更虚于肾矣。肺肾两虚之症，必先收天气，而后补地道，不然母气先败，何能及子？姑拟保肺清金一法。

西洋参　阿胶　牛蒡子　马兜铃　川贝母　炙甘草　百合　枇杷叶　糯稻根须

鼻 衄

素有梦泄麻痹，去秋阴疟久发，汗出过多，营卫交虚，遂致风痹陡剧，右足不仁，固当责诸三阴。今面颧唇准红赤，而牙龈胀痛，继以鼻衄，此所谓阴竭于下，则阳越于上矣。古人以病之在下上者，每责诸中权，以为枢纽之机。况气血汇集于阳明，胃虚则机窍关节皆失其所司而不灵。拙拟养胃一法，不过稍循乎理耳。妄云取效，未敢必也。

熟地　生地　天冬　麦冬　石斛　首陈可勉用 枳毅太破气

甘菊　龟板　黄芪

经营操劳五志之火内磨海滨作客飓飙之风外袭肝肾阳痛继则

感六气之风雨困相凑越巅顶而偏及寂终起有致额剿痛继则

聤继则龈痿继则后顿频浸痿者虽此妙俟两榧雷於风轻痛也

首先治疗法模则易轻清之浅室顶峻重推敲故击圣之贤必垂普济

须参彼陵阳弗方顶胎至暑伺速绿标之病下救师娘就照州病

凶四钱二钱至许妙善防剿若寿必指不胜屈诸如等高贵康

大择肄芳夫重所者太霸肝胆内斎之相火傻风音为助风偏火腾发

燕莫遇道令厥候不瘳刻下漫痿之势难瘖玫颧胕瘝不能通了

寂或鸣响不愒瓤衄妙瘷咽门缩小颧率开阖不摇舌张言语颇謇謹

熟地　生地　天冬　麦冬　石斛　茵陈可勉用　枳壳
太破气　甘草　龟胶　黄芩

头　痛

经营操劳，五志之火内燃，海滨作客，飓疠之风外袭。肝胆内焰火风与外感六气之风，两因相凑，越巅顶而傍及窍络，起自头颅剧痛，继则耳聤[1]，继则龈肿，继则耳后、颐颊漫肿若瓠，此世俗所称雷头风轻症也。首先治疗法程，则要轻清清泄，无须峻重推敲，故古圣先贤，只垂普济消毒饮、清震汤两方。顷晤老宗台[2]，细述病缘，据云病乍发，即服龙胆草至四钱、蒿本至二钱，其余如羌、防、荆、薄等，亦指不胜屈。诸如等药，孟浪大挥，降者太重，升者太霸，肝胆内寄之相火，得风药为助，风煽火腾，炎蒸莫遏，遂令厥疾不瘳。刻下漫肿之势虽瘥，头颅膜疼不适，耳窍或鸣响不熄，瓻衄如溅，咽门缩小，颊车开阖不捷，舌强言语颇蹇，证

---

①耳聤：耳窍中流脓。
②老宗台：对前辈或年长有道者的尊称。

雖繁緒多端究其原委亦外乎亂火痰滯四者而矣由肝膽本經而傍
延及陰陽明之絡乃繫諸林診必再軒岐經訓內經豈云厥陰肝絡
貫巔頂少陽明絡繞于肉陽明胃絡循頰車少陰心絡挾舌本
遵經文參證狀真指為肝膽當四經之患也病魔費肘吟徐沙象沉弦
勃發者云五花之候窮必及腎六腑之病久必劉陰吾老宗名議諸淨
水涸木乙癸同源之候乃至經上福下循年尋源微妙之道疝明之格
經運委島倈及此耶拖狐之頃宛翕負言現降釜養頸頂路共不
耐着枕此觀之甲乙木火之威殊陘口嚼咽吹苦碍摩張此論之經絡
瘂牙之絆殊古為急則治其標優別治其本都意且泛標福
措依候灾威漸延徐道漸通再議毓陰之品攜用易芩鈎麻連胆
湯出入運淺火風痰滯未廣 老宗名誼勉慮即語詳雨評之

虽繁续多端，究其原委，不外乎火风痰浊四者而矣。由肝胆本经，而傍延少阴阳明之络。凡医林诊治，必本轩帝经训。《内经》有云，厥阴肝络贯巅顶，少阳胆络绕耳内，阳明胃络循颊车，少阴心络系舌本。遵经文以考证，故直指为肝胆心胃四经之恙也。病魔两月有余，脉象沉弦动数。古云："五脏之伤，穷必及肾。六气之病，久必劫阴。"吾老宗台，议以滋水涵木，乙癸同源之法，乃圣经上病治下，追本寻源，微妙之道。非明于经理者，乌能及此耶？把脉之顷，宛翁自言，现际冬寒，颈项烙热，不耐着枕，以此观之，甲乙木火之威殊旺；口嚼咽哽，舌碍牵强，以此论之，经络痰热之绊殊韧。古云："急则治其标，缓则治其本。"鄙意且从标病措法，俟炎威渐逊，络道渐通，再议毓阴之品。拟用易老钩麻连胆汤出入，迳泄火风痰浊，未审老宗台以为然否？即请详而评之。

洋参 川连 半夏 橘皮 云苓 钩藤 天麻

枳壳 青蒿 杭菊 牛膝 牡蛎 竹茹 忍冬藤 桑寄生 代水

痰瘀窃起于秋季雖經屢次失血而少出喜節又復積未甚盛

本陰之勃動上擾陽絡故復逢吐三日血玄通多亢欬而見唾痰仍多稠

素虚胃家痰瀕為欬之久胃受上逢血瓶不消疲涎逆此令雖如此薪小

為欬引胸痛便雄乃絲多梦絡往為暢陽痧熱火上蓬未能通陳尤

退經血豙出氣急擁清師疏胃以化熱素修由多

之幻

西洋参 杏仁 橘红 鲜生地 参三七

丹皮 犀角 白芍 枣仁 苏节

向有痰火熱逢易欬晨間痰必頓出以挹之能收苦或痰血天来此

是見師實大陽熱裹実今辛其神思須乱並畧牽行而左肢逐履

洋参　川连　半夏　橘皮　云苓　钩藤　天麻　枳壳　青黛　杭菊　牛膝　牡蛎　竹茹　忍冬藤一两五钱　煎汤代水

咳　血

痰饮为咳，起于秋季，虽经屡次失血甚少，至立春节，又复稍来，是春木隐隐勃动，上扰阳络，故复连吐三日，血去于多。凡咳而见呕，痰薄而稠，本属胃家痰饮为咳，咳久胃脉上逆，血热沸涌，所以上越也。今虽脉象静小，而咳引胸痛，便难口燥，多梦纷纭，尚属阳明气火上壅，未能通降，尤恐络血复至之幻。急拟清肺疏胃，以化热安络为要。

西洋参　杏仁　橘红　苏子　鲜生地　参三七　丹皮　犀角　白芍　米仁　藕节

中　风

初诊：

向有痰火，气逆易咳，晨圊痔必翻出，非揉挸不能收，甚或痔血大来，此足见肺胃大肠气衰矣。今卒然神思烦乱，并无晕仆，而右肢遂不能

用吾事錄濆傶偯閉目後坊孔廿瘻多瘻狀夢而癗廿且未瘒收頤
濃鬱頂音為廿又將易瘦而督脊而問召鑽語崖牚乡年瘮血畅盍素
惡之隱吳參大瘥者湊虚瘍化風挾瘺火勃動于中為外阻毫納結肉摟
乎神表些摍泗瘇臺中泍惠腦四瘀萅今漸瘥運動而肌齊瘠痏悰壯闙
毌看石忍乑在為血瘥傗若則瘷乑君癸倶吉蕎瘆由而摩壯瘷体津
宓郤溥而軌蚴可報大甚心泭郴瘥為文有瘻心主血胇王瘷瘥則火
易王此而軌易不滿而以摹圍弱怒多頌廿糗寻獅姜坐畤鈃
蓋乾為瘞泲瘥巌乑而乑腑瘥乑亲而則季摅愚見蠆本之瘥
火肉中並先泭其商務引秆眇品為鳸候大所摻心師泰萁則百嵗逹令
美此威肢瘢謹言乑在本能遳侯乑妨緣為阖泫泫心主血瘷心軌瘠則血
脉之涱逼逼心昜

用，舌本艰涩，便闭旬日才行，干少溏多，溲频数而涩少且赤，痰嗽颇浓，息有音而少寐易烦，不昏瞀而间有错语。此属老年气血两虚，春夏之际，不奈大气发泄，虚阳化风，挟痰火勃动于中，而外阻其络脉，内扰乎神志也。据现症，是中络兼腑。四肢不用，今渐能运动，而肌肤痛痒无关，是不仁也。不仁为血虚，偏右则气亦虚矣。但舌苔满白而厚，是气燥津虚，脉濡而软，两寸较大，是心肺两虚，而又有痰。心主血，肺主气，虚则火易上升，而气易下滞，所以数圊易怒，多烦少寐等弊矣。此时欲益气而不滞痰，养血而不腻膈，庶不虚实兼到乎？据愚见，宗古人痰火内中者，先治其内，务司神明，不为痰火所扰，心肺泰然，则百骸从令矣。即或肢体之不仁，未能遽复，不妨缓为图治。况心主血脉，心气清，则血脉之流通亦易。

半夏 橘红 枳实 杏仁 山栀 川贝 云苓

驴皮膠 甘仲 莲子 桑葉 竹[茹]

舌苔已退而舌質絳胖瘡來清瘡執熱舒徐大便暢行源而色黄其勢

次弟令退日不更衣漸漸通利而色未清胃納者枳殼未甜睡瘡外翻

而腐續下疫掀或中痔膿掀難六未可辨別統觀諸脈大都瘡漸化而

火未熄陽明腸胃津液君耗遠難克復所以痒乆而便畧閉不得痔翻之

尤昭著迎陽明外主肌肉內主津液君若能則营以灌輸肌肉而來筋

筋利檄閣之權六弛而不張左脈之尺行盖由乎此若否則不用茱今明求弓

不致威厥當先養陽胃乆存津液胃和則寐乆而津益腸和則便調而

痔收冷肉正所以治外也故肺中僾氣獨太品必師之有餒乃君陽正僭乎

故耳鳴舌朕心頊易怒畢露其機緘必者天地妙凝頁菜都通表爲主之

半夏　橘红　枳实未便可用　枣仁　山栀　川贝　云苓　驴皮胶　甘草　莲子　桑叶　竹叶

二诊:

舌色已退，而舌质绊胖，痰来清薄，气息舒徐，大便畅行，溏而老黄者数次，今于七日不更衣，溲渐通利，而色未清，胃纳尚和，夜未酣睡，痔外翻而腐，续下痰物，或中有痔脓夹杂，亦未可辨别。统观诸症，大都痰渐化而火未熄，阳明肠胃，津液虚耗，遽难充复，所以寐少而便复秘，不独痔翻之尤昭著也。阳明外主肌肉，内主津液，津液虚，则无以灌输肌肉，而束筋骨、利机关之权，亦驰而不张。右肢之不仁，盖由乎此，不仁则不能用矣。今欲求其不致成废，当先养阳明以存其津液，胃和则寐安而津复，肠和则便调而痔收，治内正所以治外也。复脉仍濡，两寸独大，大非心肺之有余，乃虚阳上僭耳，故耳鸣舌胖，心烦易怒，毕露其机缄①。时当天地升泄，宜柔静通养为主。久

---

①机缄：关键。

之善后步履稍可，辟民便扶杖逍遥矣。

洋参　麦冬　茯神　橘皮　石斛　白芍

生地　甘草　驴皮胶　杏仁　桑叶　柿饼

又　右体为气血不通，先宜通营阳明，前案论之详矣。今右肢渐趋痛痿已见，然终渐呈流通之意。但大便艰涩，邪气沉滞，耳鸣舌謇，神气不振，此乃阳明肠胃之不和，以期气濡香润尚远。然此症虽在肠胃，必须穷究其所以难通之故。至年风秘，前人多责血液之虚，想迫年求诸血之去，亦复如是。血虚则风动，欲肠腑之润，则营血正为所亟。今胃气渐醒，似可参濡润营血之品矣。

党参　麦冬　杏仁　火麻仁

柏子仁　生地　归身　苏子　驴皮胶　川贝母

痹痛起于长夏，愈而复作，今又月余，初起手足皆痛，而兼肿，此间近痹

之若得步履稍可觯曳①，便挟杖逍遥矣。

洋参　麦冬　黄芪　茯神　橘皮　川石斛　白芍　生地　甘草　驴皮胶　米仁　桑叶　柿饼

三诊：

又不仁，为气血不通，先宜通养阳明，前案论之详矣。今右肢渐知痛痒，足见脉络渐有流通之意。但大便艰涩，脉象沉滞，耳鸣舌蹇，神气不振，显望阳明肠胃之充和，以期气濡舌润尚远，然此症虽重肠胃，必须穷究其所以难通之故。老年风秘，前人多责血液之虚，想近年来痔血之去，亦复不少，血虚则风动，欲肠腑之润，则养血正不可少。今胃气渐醒，似可参濡润养血之品矣。

党参　麦冬　杏仁　火麻仁　柏子仁　生地　归身　苏子　驴皮胶　川贝母

痹症

痹痛起于长夏，愈而复作，今又月余。初起手足皆痛而兼肿，此周痹

---

①觯（duǒ）曳：觯，下垂；曳，拉。此处应为拖动、挪动之。

也濕勝於風則為腫痛痹為風寒濕三氣合而為痹又有行著痛

三痹之別可細辨脈中必當細辨也今諸痛皆愈惟左膝尤腫痛而為之

雖偏身兩側之筋時或掣痛間或痛此痹在陽股而為之

陽也舌黃石渴胃鈍少納易汗孫濡滿濕盛於風顯此矣直者治陽

明以通絡化濕先治也陽以蓑微濕風裏若不敗件緾綿盛慶

黨參　桑寄生　老仁　防己　薢荟片　木瓜　威靈仙
　　　　　　　此二味与痛呂辟

秦艽　丹皮　归腎　萆薢　栗葉　君子藤

陽風下血經年不出今冬緣止陽於腸胃腎脾痛矣初起發熱抱卷痹心巷風

濕由痛痹及風淫之邪伏牟陽解风動歇歟陰則右側脇膝痛少腹

攻痕濕阻陽於則右髕腿痹痛五能屈伸軟側風濕相合撐之痰由痛

出則多恶寒汗多瀰黄使反結閉吉白石渴胃鈍食少矣近復痛泼

也，湿胜于风，则兼肿。前贤为风寒湿三气合而为痹，又有行着痛三痹之别，可知痹症中必当细辨也。今诸处皆愈，惟左膝尤肿，挛而难伸，腘外侧之筋，时或掣痛，闻木声亦痛，此痹在阳明，而兼少阳也。舌黄不渴，胃钝少纳，易汗，脉濡涩，湿盛于风显然矣。宜专治阳明，以通络化湿，兼治少阳，以养络熄风，冀其不致纠缠成废。

风　湿

初诊：

党参　冬术此二味与病有碍　米仁　防己　豨莶草　木瓜　威灵仙　秦艽　丹皮　归须　黄柏　桑叶　忍冬藤

肠风下血经年，至今冬才止，阳明腑络皆虚矣。初夏寒热发癍，亦是风湿为病。癍后风湿之邪，似未清解。风动厥阴，则右侧腰胯痛，少腹攻胀；湿阻阳明，则右腿痹痛，不能屈伸、转侧。风湿相合，郁蒸为热，则身热忽寒，汗多溺黄，便反结秘，舌白不渴，胃钝食少矣。近复痰涎

上壅咯之不爽，溪濁而化於佃兩弦摅，皆外邪風濕未清之枝，此風輕而

濕雲尤重，宜通陽化濕，必先泄其臂邪之挟，暢使汗微，使濕廣营，脱之靈

並程脾癤，五膈緩圍也

赤苓　漬苔　雲苓　枳売　杏仁　橘紅　防已
以連　澤瀉　茜根　此套術

又参机漸呂作此也，時漸呂汗波，痞悟稍庶，大便稍潤，右膈痃隙与右解痛
相連以殷转，倒左體皆痒，吾白腻胃鈍，灝少而黄邪，君弦而滦
摅之濕蒸，杰背脱徑，皆痒，崟痹之邪以雖通，乃中有痞氣横隔外
痺之氣皆呂此限，而厥陰胱不調，揚防蓋加壅塞，為笑統厥陰陰必平痃
通陽明品，和納希美緩向多

雲參　麥冬　雲苓　防已　苡仁　石斛　牛膝
稀簽叶　咸鹵　青皮　絲子　忍冬藤　此派纸

上壅，咯之不爽，亦是湿浊所化，脉细而弦，总总皆外邪风湿未清之故。然风轻而湿重，尤宜通阳化湿为主，必先退其郁蒸之热，务使汗敛便溏，庶无虚脱之虑。至于痹痛，不妨缓图也。

冬术　枳壳　米仁　橘红　防己　赤苓　滑石　杏仁　川连　泽泻　芦根　丝瓜络

二诊：

又蒸热渐有作止，热时渐有汗泄，夜寤稍寐，大便稍润，右胯疝阻，与右髀①痛相连，以致转侧屈伸，皆不能适。舌白口腻，胃钝溺少而黄，脉右弦而迟，总之湿蒸热郁，腑络皆痹。其痹之所以难通者，中有疝气横隔，升降之气皆为所阻，而厥阴既不调畅，阳明益加壅塞矣。疏厥阴以平疝，通阳明以和络，希冀缓缓向安。

西洋参　麦冬　云苓　防己　米仁　石膏　牛膝　豨莶草　威灵仙　青皮　川楝子　忍冬藤　丝瓜络

———

①髀（bì）：指股部，即大腿。

99

自幼陽虧腠疏昌歲易歉去秋又今歉嗽不止連後失血屢發血疝初起

原係季夏醫而未血稍歇歇久陽絡勃動所以仲冬及仲春兩次各吐

穀壑也血屬去則陰愈升本睛痛者吞咽孔側左則端痛側右則氣

進此肝升太過肺降不及自述言理也凡夫血家最怕嗽況久嗽不止為年

損餘耶今孫象尤甚強進苦寒降擾勃義等罪此乳血助虐也

呂順徵惟宜耐心卻慮善自調養期至後之遲遲救止而發延成損悖為準

西洋参　素　貝地骨皮　驢皮膠　鮮生地　紫苑

丹皮　麦仁　甘草　　蘇外根　枇杷葉

初起肥胃不積痰火肉蒙時或昏痙似痛之狀久則深入厥陰心包絡每逢痛

嘗必不寐便結唇紅目赤珠擾譫妄苦則瘚癀登厥此癲而非狂者

世病經五年診脈孫沉舌膩弓嗚瀹赤擺以陽心表胃倅其免縱漸

通且須痊思慮勞思庶乎瘳候可瘳

咳 血

自幼阳弱腠疏，易感易咳，去秋至今，咳嗽不止，遂致失血屡发。血症初起，原属忧郁惊悸而来，至于咳久则阳络勃动，所以仲冬及仲春两次所吐较多也。血屡去，则阴亦虚。身热晡甚，口燥咽干，侧左则胁痛，侧右则气逆，此肝升太过，肺降不及，自然之理也。凡失血家，最忌咳，况咳久至半年有余耶！今诊脉象芤虚弦迟，尚无躁扰动数等弊。然气血两虚，已有明徵，惟宜耐心却虑，善自调养，期其缓缓热退嗽止，不致延成损怯为幸。

西洋参 杏仁 川贝 地骨皮 驴皮胶 鲜生地 紫菀 丹皮 米仁 甘草 冬瓜子 茅草根 枇杷叶

癫 狂

初起胆胃不和，痰火内蒙，时或昏痉似痫之状，久则深入厥阴包络。每逢病发，必不寐便结，眦红目赤，躁扰谵妄，甚则逾垣登屋，此癫而兼狂者也。病经五年，诊得脉沉舌胖，耳鸣溺赤，拟以清心养胃，俾其包络渐通，且须寡思虑，节劳怒，庶乎厥疾可瘳。

隆羊角　桶红　雲参　天花粉　西洋参

元参　犀角　三角胡麻　桑叶　竹茹　此三味不必用之

初起遍体頗腫原生風火上壅陽明経而毛竅流膿之右後左

生陽明風火連及少陽迩邪未清為復加葴冒以致参撮五作火麻遍

葴並太陽熱麦風火炒其証面無憨迩經月除耳輪為腫頭痛舌刺狀

左弦右浮至三陽陰分為邪撓蔓延雖化也直暴陰積陽内主消風清火

為後循陰龍滓漸勢向劇　黑山枇　牛蒡子　桑叶

生地　鳥　石斛　丹参　麦冬　雲参　秦艽

月前因葴齁汗夹菜鼓風復厥重元末已每日置針調剤彭亲漸退

略能飲食此皆花而易為也祇因偏撓明目真之陰液夫刻肝之而尤坐

説遂未歸宅陰陽邪乗虚竄入胆肝胃中正之気決断出鳥肝為

將軍之旬謀盧出焉肝魂浮越謀盧失而恍惚堂究眠嫌候粧次断

羚羊角　橘红　云苓　天竺黄　西洋参　半夏枳实此二味不得用之　石菖蒲　元参　犀角　三角胡麻　桑叶　竹茹

三阳合病

初起齿痛颊肿，原是风火上壅阳明，继而耳窍流脓，先右后左，是阳明风火，连及少阳也。邪未清，而复加感冒，以致寒热交作，火丹遍发，是太阳亦受风火也。其头面尤甚，迨经月余，耳轮尚肿，头痛舌刺，脉左弦右濡者，三阳皆为邪扰，蔓延难化也。宜养阴和阳为主，消风清火为佐，循理施治，渐可向安。

黑山栀　牛蒡子　桑叶　生地　白芍　石决明　丹参　麦冬　云苓　茶菊

风　痰

月前因感触肝，突发惊风痰厥，垂危者已多日，叠为调剂，惊象渐退，略能饮食，此自危而得安也。只因病扰旬日，真元阴液更劫，肝之所藏是魂，迨未归宅，余痰余热，乘虚窜入胆腑。以胆为中正之官，决断出焉；肝为将军之官，谋虑出焉。肝魂浮越，谋虑失而恍惚无凭；胆腑痰凝，决断

废而茫乱莫定。诊脉左关颇弦，余部无疵，舌色淡绛，根苔浮腻，用古方加味温胆汤复龙蛎，固是安魂定虑、清胆祛痰之剂。

消　渴

连投滋液升精之剂，大便稍实，渴饮略缓，而小溲仍频数，是系消渴根蒂，未能尽拔其根矣。视舌色近绛，苔色腻浊，诊脉左虚细，右手较大，咳呛不已，声极黏腻，肺胃阴液固虚，肺家尚有燥火胶痰内结。仿喻西昌先生清燥方，使肺金清肃，金能生水，咳呛自已，小溲长流，渴饮可缓，乃双关夹泻之法。

痢

初诊：

五日不候，今脉象弦大之势，渐和以缓，但濡小近数，此邪势向衰之验，以细为阴虚，数为内热，细而动数者，是脏阴虚惫之徵。阴者，水也。水涸无以涵木，肝阳易升，善嗔善怒，分所宜然。水亏无以制火，火气上冲，懊憹烦扰，理亦有诸。即身体之发热，寝汗之溱[1]泄，亦属阴虚昭昭。《内经》云"阴虚生内热"，阴虚盗汗出是也。近日澼痢虽大减，糜溏带滞，尚嫌下重，然回肠屈曲之区，犹

---

①溱（zhēn）：出汗的样子。

有機濁壅遏 湯胃得陽之氣矣然胖騰況乎昔薑飲胃中者有漬

痰因濕濁滯結胃之上口賁門之地胃逆泛噁吞自來矣宜後甘少

化院氣之陰殘蓄以滅未清之來鎮衛陽疏胃濁痰之佐使乎

蓋經五首辦下几千行可稽每兩久矣吉云用每傷陰陽下久傷平陽牛之腦脊

胖家之元氣有不衰乎擂拊者采剂下之或浅或滩室尤蓋胃中之

暑寒郁當作弹陽彥堡健運失職睥陰不展傷氣下陷一倒講條

經之圖氣牝壬則生睥脹停氣牝下則生餘垢毋送胖康坤壬乏賊

蓋木肝康震木乏尅出土州本來彥尚施惺中宣姜誰譜家所制故

敗胁肽嗳憂胸牛礪坦有诸曰來牙工更劳漸退御慰幫劳漸和

陰畑��来荔葉晚济陰之剂合可刪去擂用京方戊己湯含袁柯以君

子樞硁咮口鎮肝佐衆殼闾觉吾東埤气生井陽之隂秦毒豹其

曰其平陰陽剛柔之汪恰迴别昜前在之佐在陽旅胃奉在之除洽

106

有秽浊壅弊，肠胃清阳之气，安能升腾？况平昔喜饮，胃中尚有湿痰，内蓄痰浊，凝结于胃之上口，贲门之地，胃逆泛呕，有自来矣。宜酸甘以化既虚之阴，酸苦以泄未清之热，镇冲阳，疏胃浊，为之佐使耳。

二诊：

痢经五十日，澼下几千行，可称多而久矣。古云："痢多伤阴，下久伤中。"肠中之脂膏、脾家之元气，焉有不受其摧折者乎？刻下之或泄或澼，岂尤是胃中之暑湿耶？当作脾阳虚馁，健运失职，脾阴不展，清气下陷一例讲解。经云"浊气在上，则生腹胀，清气在下，则生飧泄"是也。脾属坤土，其贼是木，肝属震木，其克是土。肝木乘虚而弛张，中宫受仇家所制，故致脘胀噫嗳，胸中垒块有诸。日来身上热势渐退，脉息数势渐和，一阴如潜来复，柔婉滋阴之剂，今可删去。拟用古方戊己汤合香砂六君子，复龙蛎以镇肝，佐粟壳以固脱，更以东垣先生升阳之法参酌其间，其中阴阳刚柔之理，恰迥别焉。前者之治，治在阳明胃土；今者之治，治

往太陰脾土矣

在太阴脾土矣。

咳　血

平素喜饮烧酒，以烧酒之性，逢火即炎，最易烁阴。久而久之，肺金华盖之脏，煎熬殆涸，肺金枯索，精华不布，日进水谷，徒以酿痰化热。肺之管窍，为痰热所痹，喉为之阻塞，音为之嘶喑。肺气逆，则营络亦逆，血沸痰红，势所必至，幸六脉尚藏，善养可冀无事。

内　痈

面色晦黄，腹形膨脖，脉滑且数，都属湿症。湿热蕴蓄于肋胃之间，积瘀酿脓，聚于肋胃，而上溢于口也。时吐污臭腐脓，欲吐之先，必大嗽大呛，既吐之后，则截然不呛。以此窥探，则五内之痈，显是痈于肋胃，而不痈于肺也。若是肺痈为患，肺金壅弊不宣，当时时作嗽，刻刻作呛，何待脓瘀上溢，而始作呛耶？吐前之所以咳呛者，乃肋胃瘀脓浊气熏蒸上焦，肺金轻清娇嫩之脏，受熏灼瘀腐之气，此呛之作于吐之先也。吐后之截然不呛者，脓垢瘀腐，以从上而吐出，肺金无所扰攘，斯

載逆不愴矣其間經有益氣盛在實顏在邪為師益吾姜也擬思錢氏

浮者教會隨真人于金方二理實澉氣肋瘀誅娘可目且知何妙

旬日不順日束納舌必辭後宿眠心悟道卻其向安之閉工師

客双孫左塞之實應瘀陰好發右閉而應半吉彈實細參那經顯康

肝實貝調納書稍縱膺院隨填勝及邪秒實乃悴也少膈佳兩

蘋香彈丸好失邪也吾言黄艳根降顯賦調陰之道仍直冊和瘀悵陽

雲彥　白馬　廣皮　霍亂連林

雲參　之根　荔枝檳　辟佛手　金錢子

牧瑰露

幕湘河濱久歷風霜壯年氣兄至以衛邪外邪之邪漸麥漸旋

敘品覺其為累乔年巳四袟孫必蕓美經云年四十陰氣自半此陰

瓶左指才中岂衡而言自平生誼氣半就吾裒也達政颮

觀溫晦之氣乘麤逐衣大筋少俯言問要以人之筋筋循澆堤偶之緣

110

截然不呛矣。然《内经》有云"其盛在胃，颇在肺"，而肺金无恙也。拟用钱氏泻黄散合孙真人千金方，一理胃湿，一宣肋瘀，请服旬日，且看何如。

脘　胀

旬日不晤，日来纳食知鲜味，夜寐亦恬适，却是向安之意。诊得关上脉象双弦，左关之脉内应厥阴肝脏，右关内应中宫脾胃，细参脉理，显属肝胃欠调。纳食稍纵，膺脘随填，胀及两杪，胃失降也，少腹结痛，磊若弹丸，肝失和也。舌苔黄糙，根际颇腻，调治之道，仍宜两和厥阴阳明。

西洋参　白芍　广皮　半夏　藿香川连拌　金铃子　云苓　元胡　荔枝核　鲜佛手　玫瑰露

半身不遂

幕于海滨，久历风霜，壮年气充，足以御邪。外来之邪，渐受旋散，不觉其为累。兹年已四秩①，原气必虚矣。经云，年四十而阴气自半。此阴气者，指身中营卫而言，自半者，谓营气卫气半就其衰也，遂致飓飏②湿晦之气，乘虚袭入大筋小络之间。要知人之筋络，犹傀儡之线

————————

①秩（zhì）：十年。

②飓飏（jùyáng）：飓，海中大风；飏，风所飞扬也。

索線麻縛，飢則步趨拮舞，靈動如金，令為風寒濕邪雍至悼線

索痙瘚，死辟不能屈伸，擒弓旅把，延是不能行走。俱痺右畔

瘥痺半身不遂，懷揮陽平丹溪先生論手足不遂二證，左為血虛

瑩頓右為氣虛慄悸，偏于右難主濟陰滯補玩，参筒即補

筆狹之立刺，以多能驟通經絡，鄙意竟囤局方活絡丹，延入經絡

洗剔留邪，希冀從活經通漸之完善，尝為可定

每日臨臥用活絡丹，九玄黃陽化開服之

汪訒菴先生云，胃氣受傷，真陰共守孤陽，盛根發為火痛，此乃也指坎

官雷炎為言，乃下處工實之謂，令愛浮越之火工結頤顊嚨，痺厄已久矣

疊進清降，見黃剩下，時安金令徐徐，氣常權，天地間徐氣上凌，手太

臨金朧師藥，出德嚨間棟，何臾委梳囊黃，阎呼吸有渡渺之狀

索，线索无疵，则步趋拜舞，灵动如生。今为风湿痰气互痹，线索胶滞，斯臂不能屈伸，指不能把握，腿足不能行走，俱偏右畔，症属半身不遂。忆南阳^①朱丹溪先生，论半身不遂一证，谓左为血虚营弱，右为气虚痰痹。偏于右躯者，滋阴滞补，既不合简，即补气扶元之剂，亦不能骤通经络。鄙意竟用局方活络丹，逐入经络，洗剔留邪，希冀络活经通，渐渐完善，亦不可定。

每日临卧用活络丹一丸，去壳，黄酒化开服之。

喉　痹

汪讱庵先生有云："肾气受伤，真阴失守，孤阳无根，发为火病。"此火也，指坎宫雷火而言，乃下虚上实之谓。令爱浮越之火，上结颃颡^②，喉痹历已久久。叠进清降，曾见小安。刻下时交金令，燥气当权，天地间燥气，上凌乎太阴金脏。肺金不肃，痰凝热结，喉间梗介，更甚于曩昔。闻呼吸有痰声，

---

①南阳：疑为义乌之误。朱丹溪乃元代婺州义乌（今浙江义乌市）赤岸人。

②颃颡（hángsǎng）：咽上上腭与鼻相通的部位，亦即软口盖的后部，此处有足厥阴肝经通过。

聞音聲又嘶嗄，都屬肺師，發火迫兌，以脅為肺之臟，肺屬金之腑，則咳

生金如火礫，斯之謂音先嗄也，診弦左細兼右可，倍大當以輕清濡潤之

品藥眾師，望此隨時抑揚序之法，與前之深填術下浚程，右經一章矣

北沙参　　麦冬　　百合

李仁　　牛蒡　　阿膠　　元参

馬兜鈴　甘草　薏苡　紫菀　枇杷叶　橘皮

闻音声欠嘹亮，都属肺受火迫凭证。以喉为肺之窍属金，金燥则痰生，金为火烁，斯声音失鸣也。诊脉左细数，右寸倍大，当以轻清濡润之品，柔养肺金，此随时按序之治，与前之滋填纳下治程，右经一章①矣。

北沙参　麦冬　百合　杏仁　牛蒡　阿胶　元参　马兜铃　甘草　石膏　桑叶　枇杷叶　梨皮

阴虚内热

挹脉细弦，状若维摩，虽值冬令严寒，竟可裸体不衣，此即圣经所称"耐冬不耐夏"之症。症之根蒂，由于天一水亏，龙雷之相火，与离宫之君火两炽，一水不能胜二火，斯耐寒而不耐热也。人之相火，寄于肝胆，肝络贯心膈，而上绕头颅。坎宫不能涵甲乙之木，木中所寄之相火，挟奇经冲脉之冲阳，冲以激肺，走耳窜鼻。所以病一举发，心为之跳跃，气为之喘逆，甚至激动营络，鼻孔耳窍涓涓溢血。此等沉痼之症，岂可漫以怔忡名之哉，乃亢龙有悔、飞龙在天景象。较之怔忡心营之病，深而又

① 右经一章："右经一章"云云，是朱熹对《大学》文本的解读，有别于《大学》正文。此处应为有所区别之意。

115

深美補⋯丹蹄暉⋯⋯營⋯能顧及胃其盧宅宜亭安効未

搬去方渫八味丸加牡蠣琭⋯英暴之太僕壯水之主⋯制陽光之法亦軒

韓⋯童⋯鎮運工病治下之法莭⋯瞬⋯堂竟時能請娘武立春土⋯以⋯

閑熱掲花之羊⋯奇曰眼勿令閑断試表羔升之⋯除隔鬱必作

熟地　牡⋯　山药　丹皮　琥石　以柏⋯竹

靈商　云苓　浮萍　牡蠣　白石美　當歸故⋯⋯

形鼓豊膜関術双弦朱好凩疲熱之羔肝胆為军己之木⋯旺生凩

凩陽載疲濁犯胃竭而上越高巓脘為之懊懐目為之眩眼之

太國⋯⋯泛⋯眩嘔通時照総自七月中游以來頬之舉發而眠

食仍善⋯碍此知易⋯所稱肝凩疲肇坐也内経号云諸凩掉

眼吟康于肝先哲之毎废五作眼就是此症之揚亭也調剤法程

深矣。补心丹、归脾汤，但理心脾之营，焉能顾及肾真窟宅，宜乎无效。兹拟古方凉八味丸加牡蛎、磁石、石英，是王太仆"壮水之主，以制阳光"之法，亦轩辕帝"重以镇逆""上病治下"之法。转瞬冬藏时候，请服至立春节，以资闭蛰封藏之本，恪守日服，勿令间断，试看春升之际，病样如何？

熟地　知母　山药　丹皮　龙齿　磁石　川柏盐水炒　萸肉　云苓　泽泻　牡蛎　白石英　紫衣胡桃两枚

风　痰

形体丰腴，关脉双弦，是肝风痰气之恙。肝胆为甲乙之木，木旺生风，风阳载痰浊，犯胃腑而上越高巅。脘为之懊恢，目为之旋眩，眩之太盛，每至泛泛欲呕，逾时始熄。自七月中浣以来，频频举发，而眠食仍无所碍，此即易老所称"肝风痰晕"是也。《内经》有云"诸风掉眩，皆属于肝"，先哲云"无痰不作眩"，就是此症之揭帝①也。调剂法程，

①揭帝：疑为揭谛之误。揭，揭开，揭示；谛，佛教名词，谓真言、真理。唐·玄奘译《大毗婆沙论》："问：何故名谛？谛是何义？答：实义是谛义、真义、如义、不颠倒义，无虚诳义是谛义。"

繼急離乎鈎麻溫膽範圍標道藥發與否之際敗以帽遮目之敗遮也

進目耀羞明目之羞明也並肝火內熾而起目為肝之竅肝熾故相火

肉寄火福即明以濟肥敗睹亮而羞懦矣此等起病遲令來道目

常之閱歷以未世性命之要有五慎之黑臂起之病遲令來道目

桃蒂尚風意甚陳住可漸告痊擁團玄方鈎麻溫甚湯加味主之

綠好火如許之眼故以善摩宜於之品參之

　沙膽件　　以連　　杭菊　　羚羊角　　天麻　　鈎藤

　玄參　牛友　陳皮　緩彩实　臭芥子　牡蠣　竹茹

起有鼓頷戰慄旋於手指麻木此伏熱溫厥陰肝經而發以厥陰具

暗住郅未之瑤奴伊聖言先嚴後熹文継後目眩似羞肝風上越也

喉吐勃之肝本侮胃也神飢如昏汗泄肓疟也昨日登恬去蜩曲尾

总不离乎钩麻温胆范围。据述每发至甚之际，欲以帽遮目。目之欲遮也，是目耀羞明，目之羞明也，是肝火内燃。要知目为肝之窍，肝脏有相火内寄，火焰即明，明以济明，斯睹亮而羞涩矣。此等证候，无论大人小子，常常有之，阅历以来，无性命之忧，有五痫之累。幸起病迄今，未逾百日，根蒂尚浅，急为疗治，可渐告痊。拟用古方钩麻温胆汤加味主治。缘肝火如许之旺，故以苦降直折之品参之。

龙胆草　川连　杭菊　羚羊角　天麻　钩藤　云苓　半夏　陈皮　煨枳实　白芥子　牡蛎　竹茹

吐 蛔

初诊：

起自鼓颔战栗，旋即手指麻木，此伏气从厥阴肝经而发。以厥阴具晦往欲来之理，故仲圣有先厥后热之文。继后目眩似转，肝风上越也；呕吐勃勃，肝木侮胃也；神气如昏，肝魂离窟也。昨日叠呕长蛔两尾，

今诊邴双阅弦动厥阴阡木横脾夹五行木旺必生风三阳内震痉厥

搭寞视舌色鲜红口渴频饮鼙臂阴分颇虚大凡治病必以求其本本虑

仲景先生厥阴病先拟吐蚘虫等症必以乌梅丸为率此症

效样与乌梅丸证略述相首措法自属泛吾辛酸范围而方中乌

梅芳性敛其味酸却有敛邪之弊昧乎先之必吕识诸昨朝松筠先

生执笔而再三踌躇在心以此识诸乎拙拟椒梅连理汤去甘草

加羚桂参钩乃徹阴阳明正治之法孔三最慎是斋裁与疾延瘗

服首宜怡慎扬诸松筠失之评定的窍非为必瘵

参须 黄芪 松毂 桂支 以连 乌椒
壶梅 广皮 叇麦 龄片 钩藤 竹苓

昨晚诊癃时因阡邪赫不预惹余虫有越必出辜厥灵撒极立法

120

今诊脉双关弦动，厥阴肝木横极矣。五行木旺必生风，风阳内震，痉厥堪虞。视舌色鲜红，口渴频饮，体质阴分颇虚。大凡治病，必求其本。忆仲景先生厥阴病，先厥后热，呕吐蛔虫等症，必以乌梅丸为本。此症款样，与乌梅丸证，酷然相肖，措法自当从苦辛酸范围。而方中乌梅，其性敛，其味酸，却有敛邪之弊。昧者见之，必有讥诮①。昨朝松筠先生，执笔而再三踌躇者，亦为此讥诮耳。拙拟椒梅连胆汤，去甘草加羚桂苓钩，乃厥阴阳明，正治之法。孔子最慎，是斋、战与疾②，延医服药，自宜恪慎，务请松筠大兄评定酌夺，是为至嘱。

参须 黄芩 枳壳 云苓 桂枝 川连 花椒 杏梅 广皮 半夏 羚片 钩藤 竹茹

二诊：

昨晚诊候时，因肝邪赫赫，预愁者，虫再越，必至晕厥莫救，故立法

①讥诮（jīqiào）：讥，讽刺，挖苦；诮，责备。讥诮，意即冷言冷语地讥讽。

②孔子最慎，是斋、战与疾：斋，斋戒。古人在祭祀前要沐浴更衣，不吃荤，不饮酒，不与妻妾同寝，整洁身心，表示虔诚之心，这叫做斋戒。孔子所谨慎小心对待的是斋戒、战争和疾病这三件事。

逡逡敵陣吐蚓例下筆　去云用兵臨病似臨敵昨日之方可
謂亮吞萬寇吞理念承快亭之持方顧問細詢情状彤暗模達似
漸平妥要冠刻矣為合之計當捕其羽賊也擇達乎拗達未用
涼口渴謝納膚後磊之有瘍癢之玠多盡胗陰隱之郤脫從工
甚抗乃畢際而化儔嵌白瘡出未可定發中竄夥嘅此一斑故易立
章程嵩滢辛涼透泄光哲治病有形連蕎附之法詢不誑也固懇
道外在執方謬評故辨乃之郎敢辛毫拙此附方
解名胖　霍東露　鉤藤　竹筎　蘆根
黏羊角　連翹　牛蒡子　滑石　通邗　陳皮　薺石
工有瘧在下昌達淺痼起的冠頻之舉豈此無俟郎稱天守地漏
研膏陰露陽不秘密蓄明頴蕃矣此陽地基統當之陽又名相史

迳从厥阴吐蛔例下笔。古云："用药如用兵，临病似临敌。"昨日之方，可谓克其要寇之理。今承快亭兄持方顾问，细询情状，厥阴横逆，似渐平妥，要寇克矣。为今之计，当捕其羽贼也。据述身热，迄未开凉，口渴谢纳，膺腹磊磊有鸡履之迹，要是厥阴隐匿之邪，欲从上焦气分寻隙而出，倘发白痦，亦未可定。管中窥豹，略见一斑，故另立章程，专从辛凉透泄。先哲治病，有朝连暮附之法，询不诬也。因恐道外者执方谬评，故辨及之，非敢弄墨，拙见附方。

羚羊角　连翘　牛蒡子　滑石　通草　陈皮　杏仁　鲜石斛　藿香露　钩藤　竹茹　芦根

紫云疯

上有痰红，下有遗泄，症起弱冠，频频举发，此世俗所称天穿地漏。肝肾阴虚，阳不秘密，彰明显著矣。此阳也，是龙雷之阳，又名相火，

123

寄柱肝胆好胆屬甲乙之木胃水院衰肝木失逆木辛肺寄之相火

自樊于肉參勾柱營血之間營血交滯毒出營脫或虫蠍以有時鳖

痛遇冷則木遇熱則懷乃營鳖雪之慨脈左脈為老在木困左旋此

蹈邪暈在肝風上引此口孔嗪條孫脈動若就孫証立春水新木旺營

多熱効院迟乎頑又追于風四大家之生牙脈任調主顛既易之弱與瘋

　　　　安權而衡之瘋疝尤勝以弱疝湾古涇風亡治血亡風自滅一例措法

杭菊　洋參　天瓜　各桑

鮮生地　紫菀　丹皮　當歸　黑荊芥　白芍　牡蠣

鄉諸大綱西妻强右洪秋毛冬頑奸易女喬卯應天地大气執生長化收

莊之令方盡軍人亦即届冬巡菜顆瀚浴花診為左亲郭孫恩若軍

山俱勸妻不茀汪蔥弱之疾逢乃莊之疾為孫亦之時此西病人貴恙

寄于肝胆。肝胆属甲乙之木，肾水既衰，肝木失涵，木中所寄之相火，自焚于内，蒸灼于营血之间，营血受沸，发出紫块，或如蚁行，有时掣痛，遇冷则木，遇热则痒，乃紫云疯症。左躯为甚者，木用左旋也。耳鸣头晕者，肝风上引也。口干喉燥，脉动不藏，脉症互参，水亏木旺，营分热灼，既近乎弱，又近于疯。四大家之中，一身两任，调之颇非易易。弱与疯二者，权而衡之，疯症尤胜以弱症，从古"治风先治血，血行风自灭"一例措法。

鲜生地　紫草　丹皮　当归　黑荆芥　白芍　牡蛎　杭菊　洋参　天冬　桑叶

齿痛

《脉诀》大纲，为春弦夏洪秋毛冬石。如是者，为脉应天地大气，生长化收藏之令，方是平人。兹节届冬至，万类潜藏。诊得左右六部脉息，各五十至，俱动数不藏。以蛰脏之候，逢此不藏之脉，为脉不应时，此为病人。贵恙

之根源，亦当从脉理中讲解出来。今以动脉之中，细考部位，左尺脉来细濡动数，左关脉来弦大动数。《脉诀》有云，左尺之脉，内应肾水，左关之脉，内应肝木。左尺之濡且细，肾水不足何疑；左关之弦且大，肝木肆横明徵。凭脉窥症，显属水亏木旺。要知人之肝脏属木，有龙雷相火内寄，须得坎水以涵养，斯龙火潜而不亢。肾水既亏，肝木失涵，肝中所寄之相火，熖①而不藏，遂令亢龙有悔。肝为将军之官，善行数变，火为炎上之性，燎原莫定。肝阳相火，扰于龈齿，龈齿因之掣痛，肝阳相火，越于清空，头目因之膜疼。或作或辄②，或左或右者，皆肝风善行数变之象耳。证脉互参，病之底理，确在肝肾。询知年方强任，上下齿牙，大半动摇，大半剥落。齿牙动摇，固是肾真之亏，以齿为肾脏之余。齿牙剥落，阳明胃腑得无蕴热，以齿虽属肾、属骨，而齿之树根之基，

---

①熖（yàn）："焰"的讹字。

②辄：此处作连词，表示转折，相当于"却"。

基桓陽明臟俞臟俞乃陽明胃經脉則閣陽明攲則臟俞亦矣

則當根究穩病源貫麦枢粢要腐剥落必宜委肉經之脉弱而邪之陽

明胃脉挾口繞脣酸循牙車故溁噠诊治經诊與遍身最岛遍近必以

若疙遍痛必由胃胃相闊景岛先生重有玉女煎一方治牙陰之痛是

陽明有餘胃胃全調謹按膏法手以抒葺佐之

（二）地 天冬 麥冬 石羔（生水剖） 牛膝 洋参（生水剖）

以補甚剖 左牡蠣 苦黛 女真子 旱蓮外 蓮子

一至此美天时暖瞳未見屬冰山寒天陽不飛人在熱室之中載麦乎

邪若臺至溫心麦世形必迁此清邪類入經有冬溫熱大汞工克

爰之上真寒脣心主熱職列呼吸而行營衛弱熱憤弊弱五官脣

絃心痺而不通瓶不旋轉脘鬱熱達道壅塞右脇擎痛呼吸

128

基于龈肉。龈肉乃阳明胃腑所关，阳明热，则龈肉亦热，龈肉热，则齿根不获清净，骨受热蒸，霉腐剥落，不亦宜乎。《内经》经脉篇云，阳明胃脉，挟口绕龈，循牙车，交承浆。诸经诸络，与齿牙最为逼近，所以虚症齿痛，必由肾胃相关。景岳先生垂有玉女煎一方，治少阴不足，阳明有余，亦肾胃同调。谨采其法，更以肝药佐之。

熟地　天冬　麦冬　石膏盐水炒　牛膝　洋参　知母盐水炒　川柏盐水炒　左牡蛎　青黛　女贞子　旱莲草　莲子

冬 温

入冬以来，天时暄暖，未见层冰，此属冬阳不藏。人在气交之中，感受其邪，名曰冬温。冬温一气，无形无迹，亦清邪一类。《内经》有云，清气大来，上先受之。上焦属肺，肺主气，职司呼吸，而行营卫。肺气膹郁①不宣，肺络亦痹而不通，气不旋转，脘懑气逆，络道壅塞，右胁掣痛，呼吸

―――――――

①膹郁（fènyù）：指呼吸气促、胸闷痞满不适。

維羅玉光耗側　方體急淨急機鄉家癮寒多擇吸卯阻師氣勢

醫絲痺之顯疝導寒疏肝虚疝相勃盈能覆勃治以輕清淺佐

以疏通絲絲必得絲展與倉此達樹外病機矧定

　　律律　　桔梗　　雲苓皮　　杏仁　　歸尾

　甘苓子　　旋覆毛　　廣皮苛　　茜草前　　橘紅　　連翹

臨孝輕質老陽本易鼓動今年秋已月至著元感方陽中之陽

氣亦隨天地之元陽陸遂正牙血隨氣載初秋下流驤半欲血秋仲

又黃文壽詢以血未如激蠱盤成杯血色豈鯽此尾蕳絲瘧苗

之血形雕儸隋寧氣陽旳富有之血此多此定淺下其奇經八孤衝榮

嘗匯而上溢此亂以人血衝郷名血瘕血而稱四海地應貽之血氣

多可興耽以行瘀衝溢之血亦奄盛蠱盛盤亦獨陽形胃脘為甚也

130

维艰，不克①转侧。身体忽凉忽热，脉象涩数不捷，皆邪阻肺金，气郁络痹之显症。导滞疏肝，与症相勃，岂能获效？治以轻清宣泄，佐以疏通络脉，必得肺展开呛，热达于外，病机始定。

绛纬② 桔梗 瓜蒌皮 羚羊角 杏仁 归尾 连翘 牛蒡子 旋覆花 广郁金 薄荷 橘红

咯 血

阴虚体质，虚阳本易鼓动。今年秋七月，炎暑亢盛，身中之阳气，亦随天地之亢阳，陡然上升，血随气载。初秋下浣，骤尔咯血，秋仲又发，交冬再发。询知血来如溅，盈碗成杯，血色无瘀，此非离络瘀留之血。形躯癯瘠，亦非阳明富有之血，此血也，定从下焦奇经八脉之冲脉中发源而上溢也。要知人之冲脉，名血海，血而称曰海，斯应贮之血，其多可知。所以红症，冲海之血，每每成盆成碗，不独阳明胃腑为然也。

---

①不克：不能。

②绛纬：即新绛。有的医家认为是绯帛，将已染成赤色丝织品做成的大红帽帏作新绛使用，故又称新绛纱（有谓以茜草或苏木，或红花汁染成者，亦有谓猩猩血染成而称为猩绛者），而陶弘景认为是新割之茜草，用治肝着及妇人半产漏下属于瘀血者有效。现代医家多以茜草易新绛。

太衝之脈有相火內寄全賴陰津以涵之血液以養之故能運養臟

夫衝陽熱久自可漸而不顯血亦既衰太衝衝陽相火顯為不潛

火之邪乘虛竊盈衰衝火邪竊滋令人嘔不休日吐穢涎形寒漸

至英華步趨熱沖諸變等症痛之成損怯若須筆費美診治

細憶左右乃五十五倍荒動無處六部乃動之中左足備細右關絃

右部可云倍形數太細診有云左尺之脈肉應胃水真陰左關之脈肉

疵阡陽衝火左部二脈細柔絃動與水形衝旺之甚適相等矣君

郭寄之益且大浮太陰師盈山大麥殤物美人号五臟乾貴五行

生赳中師盈能生腎水有形陰無院為吐泄而傷師盈後妙甚

之焦竭盈為火殤又烏能下生腎水邪陳於活水不生物恐有自槁

日枯之勢矣慮熊金之計其苦深荒更枳宮之癰宅姑养其水妙之盡

太冲之脉，有相火内寄，全赖阴津以涵之，血液以养之。苟能涵养无亏，冲阳气火，自可渐①而不显。血去既多，太冲失养，冲阳相火，显而不潜。火之所乘是金，肺金受冲火所克，遂令咳呛不休，日吐稀涎，形容渐乏英华，步趋气冲，诸如等症，症成损怯，无须笔赘矣。诊抱脉情，左右六部各五十至，俱芤动不藏。六部芤动之中，左尺偏细，左关偏弦，右部寸口，倍形数大。《脉诀》有云，左尺之脉，内应肾水真阴，左关之脉，内应肝阳冲火。左部二脉，细数弦动，与水亏冲旺之恙，适相符合。右部寸口之数且大，手太阴肺金亦大受燔灼矣。人有五脏配五行，五行生克中，肺金能生肾水。有形阴血，既为吐咯而伤，肺金复如是之焦灼，金为火煅，又乌能下生肾水耶？源头活水不生，窃恐有日槁日枯之势矣。为今之计，且不深究其坎宫之窟宅，姑滋其水母之金，

———————
　　①渐：当为"潜"字之误。

独揽喻嘉言先生活人瑑救师汤救误锦囊焚误方名难曰救误师

为方中参⋯表地缓⋯都康泽水之品考其⋯理实锦肾⋯廉调

于妙相阅之法　生地　麦冬　⋯　高丽参

⋯阳腾　百合　麦冬　贝母　桑叶　枇杷叶

安受立秋后⋯偶尔咳血久血后遂梁欬⋯屈指衰⋯一⋯咳⋯

尝体息⋯经有云五⋯念人欬⋯师也但⋯此⋯

徒⋯盖于⋯大凡诊⋯况⋯理能考⋯能得确投剂差

可⋯病相符⋯在⋯血欬⋯姜⋯院细微辩⋯诊尤宜剂割询

⋯自觉⋯左畔上⋯移于右三部为⋯浮和惟左尺⋯

⋯细弱⋯左关弦大⋯动⋯沙⋯肾水真阴左关弦

⋯肝未⋯火⋯情与⋯五辰⋯水五⋯肝阳上浮则⋯

134

拙拟喻嘉言先生清燥救肺汤，救熄肺脏焚燎。方名虽曰救肺，而方中参、麦、地、胶都属滋水之品，考其实理，实肺肾同调，子母相关之治。

生地　石膏　麦冬　炙草　高丽参　阿胶　百合　杏仁　贝母　桑叶　枇杷叶

肝　咳

客岁①立秋节，偶尔咯血，失血后，遂染咳呛，屈指裘葛一更②，咳呛未尝休息。《内经》有云："五脏六腑皆令人咳，非独肺也。"但知见咳而理肺，徒然无益于事耳。大凡诊病，必须凭脉理、考症候得确，投剂差可药病相符。在失血咳逆之恙，病既细致，辨证尤宜刻划。询知咳之来也，自觉由左畔上溢，脉形右三部尚属濡和，惟左尺部细弱动数，左关部弦大更动。左尺脉应肾水真阴，左关脉应肝木龙火。证情与脉理互参，显是坎水不足，肝阳上浮，则知

①客岁：客，过去。客岁，指去年。
②裘葛一更：裘，冬衣；葛，葛布，指夏衣。裘葛一更，比喻寒暑的变迁，也就是一年。

贵恙缘之湿痰挟水飲相火內煽既挟相火豈窒塞至宅內蓄于肝

疏肝瀉之痰挟卦属震在肝为東庄位为左以木三字相火

戴云中之血贺泛之涎自震位而左旋上逆乱以逆達渡雍

湧時左旋而升此等恙症直可以肝欬名之即先賢所稱木扣炎

鍾室鳴四野頻年欬哰痰涎乃人身之津液即人身之陰水

生人身之至宝吐哰既费肾水愈虚肝木愈旺故肾涎肝陽相火

戴肝痰攀血上溢於口立奇市後红症偏来剌于晨旹药有

拯孟晚際隆气陽氣固窓萎類潛花之急而陽君斷之升旹

耗瞩去面窓哰肝木引權埶其振朋百毛有二能之能又悮奈

何耶亟宜重任壮水之剂傻之勿间榜發肾飛真陰潛濟暗

長木得即寿虚嚴妻升不致悟病

使

贵恙咳呛之源，源于水亏，相火内燃。夫相火无窟无宅，内寄于肝脏，肝脏一经，在卦为震，在方为东，在位为左，在五行为木。木中相火，载营中之血，肾泛之涎，自震位而左旋上腾，所以气逆痰涌，皆左旋而升。此等咳症，直可以肝咳名之，即先贤所称"木扣黄钟、金鸣四野"。频年咳咯痰沫，痰沫乃人身之津液，即人身之阴水，是人身之至宝。吐咯既多，肾水愈虚，肝木愈无所涵，肝阳相火，载肝脏营血，上溢于口。立冬节后，红症复来，剧于曩昔，约有两盂。现际隆冬，阳气固密，万类潜藏之令，虚阳若斯之升腾，转瞬春回寒谷①，肝木司权，蛰虫振羽，百花齐葩之候，又将奈何耶？亟宜重任壮水之剂，悠悠勿间，务使肾脏真阴潜滋暗长，木得所养，庶几春升不致增病。

①寒谷：深山溪谷，为日光所不及，故称寒谷。

天冬□熟地黄 参麦門冬 牡蛎黄 陸阿膠□ 甘菊花□蓥

山药□ 雲苓□ 白芍當歸□ 枣□

阿膠煮先用武火継用文火熬一盞攪煉如豆沙樣貼入

研細肉□日清晨服三四匙許用開水化此方俟火造丸之

總局之君臣相配初無会度攀勿増減

邪消肌削體情細細而毒勢乳逢者侵度起胃滞唾咳不利不

得平枕安寐脊膂中痠痛乳逢坚鎮失守可通浑坐

□此陰虚漸盛而陽□除液六附量漸度藝微急侵呕動丹

田下迸行胃□竟已早出影者陽自傷陽升機時之錯除

語与歳卯邈語之癥自別姑權攝法参入鎮运

牛膝 麦冲 黄地
□□ 修竹 坡远 人参 李友 代赭 龙齿毛
紫蕪蕪 伍茶 竹菇 批把葉

天冬二两　熟地四两　参须一两　牡蛎三两　陈阿胶一两　萸肉二两　山药一两　云苓一两　白花百合一两　杏仁二两

河水煎煮，先用武火，继用文火，熬一昼夜，炼如豆沙样，贮入磁瓶内，每日清晨服三四匙许，用开水化。此方系大造丸之变局也，君臣相配，分两合度，万勿增减。

气　逆

形消肌削，脉情细弦而数，气逆若促，痰热胶滞，唾咯不利，不得平枕安寐，脊膂酸疼，中虚客气上逆，坐镇失司，通降无权，此饮食渐废，而阳津阴液亦附益凝痰，气机急促，吸动丹田，下焦肝肾亦早已欠巩。水亏者，虚阳自旺，阳升躁扰，时时错语，与感邪呓语之候自别，姑拟摄纳一法，参入镇逆。

牛膝　茯神　蛤蚧　坎炁　人参　半夏　代赭　旋覆花　麦冬　熟地　紫石英　沉香　竹茹　枇杷叶

病由風溫咳嗽感而起經半月之久表邪雖衰而裡亦未清未慮

釋咳嗆氣急胃納不甘地道失通約未撤黃毛金律病

枯滯肺陽明並病之共聯二由重氣不降逆氣上越空氣散好

性卉鮮媛故由來也法以辛化主之

疹發和發疹而廮腫門擗肌肽與雖尚在膚腠之裡延纏仍張

世世溫邪耗火正氣內應得太陰陽明脘悸悸惡胃机銃

吾逆律邪右大治以淨邁方法

摩角 珍竹 銀毛 桂枝 辭解 杏石 連翹

牛蒡 聲翠 榴皮 薄荷 子戶根 竹茹

陰不愈虛而衡陽愈明以今之衡陽即從失居于坎宮寄于軒

衡陽不足衡陽有餘衡陽載血有及應己黃戴無充院多

风 温

病由风湿客感而起，绵延半月之久，表热虽衰，而里热究未瘥释。咳呛气急，胃纳不甘，地道数日一通，脉来拊数，舌色全绛，病在肺与阳明。至两耳之失聪，亦由金气不降，逆气上越空窍，如蛙声蝉鸣，所由来也。法以清化主之。

疹

疹发初朝，头面膺背臂肱，点虽密密，尚在肤腠之里，腿膁仍泯然无迹。温邪毒火不宣，内蕴太阴阳明，脘痞呕恶，胃机钝，舌边绛，脉右大，治以凉透方法。

犀角　羚片　银花　桔梗　鲜石斛　杏仁　连翘　牛蒡　郁金　橘皮　蝉衣　蒌仁　芦根　竹茹

咯 血

冲阴不足，冲阳有余，冲阳载血妄行，历已数载。血去既多，阴分愈虚，而冲阳愈旺。以人之冲阳，即龙火，居于坎宫，寄于肝

衡陽於未火引涎素衡陽逢則咳血又至劓肝陽循則氣沖

顏欽每苦稚寅邪陽升之病乃木和金鳴之儀也衡陽相火

肉迫于骨髓立平五臟之數熱衡陽弱火而均於大衡之海

月事為之愆期形消色暗之陰之損痕庸損痛何恃醫門

瘠促邪診形知形色細如臥見雖生之陰之損指節玩之院善虛

得之氣必無沸毒之氣此等邪惰書今秋收秋收之故敬奉

慰以苦疾延年三語若枸之梅濘地球陰之涓陰棄威首雜投

端陽束泊濟補之功師靈麥際膩之界為之延些失音延些嗉調

左此之越也亦仿吳氏家傳當以清膏敷清靈為之膏治之新怡建

平陂之奇功吾書崇之或臻效驗

         當參黨 粃拁 以斛 育茂 牡蠣 以貝

                  棗棗 拋竹 竹茹 素宀 白薇 楮紅

脏。冲阳肝木，失司涵养，冲阳逆，则咯血更剧，肝阳焰，则气冲频咳，每甚于寅卯阳升之候，乃"木扣金鸣"之义也。冲阳相火，内迫于骨髓之中，五心为之发热；冲阳龙火，内灼于大冲之海，月事为之愆期。形消色晦，三阴交损，症属损怯，何待医门疗治耶！诊得脉形，其细如丝，确是三阴之损。指下玩之，既无虚浮之象，亦无沸数之情，此等脉情，尚合秋毛秋收之令，故敢奉慰以"带疾延年"之语。若拘拘于胶、地滋阴之治，阴柔腻药杂投，脏阴未治滋补之功，肺金先受滋腻之累，每每延至失音，延至喉烂者，比比然也。兹仿吴氏家传，当以清骨散清金为主治之剂，恒建平淡之奇功。吾当宗之，或臻效验。

北沙参　鳖甲　银胡　川斛　骨皮　牡蛎　川贝　杏仁　白薇　橘红　桑叶　枇杷叶　竹茹

脘痛呕吐

体虚湿胜，中气本虚，肝气易升，脘痛呕恶之恙，由来已久。每年交春以后，两小腿必发疮疖，亦是湿火下注，系属臁疮，所以不能收口。近适经行初静①，营分大虚，木少水涵，肝阳上扰，兼且下焦湿火，亦遂气升。先由腿痛起块，身热躁扰，继即喉痛脘疼，呕吐痰涎，已经五日，大便尚未更衣，而呕恶较频，气逆似喘，按脉弦滞而涩数，轻取似不鼓指，舌苔光而乏津。参脉合症，究由气营两虚，湿热痰浊内蕴，而肝阳冲气逆举所致。急急调和肝胃、通腑泄浊之法，俾得气平腑通，庶可见松，否则汗出淋漓，恐现喘脱之变。

洋参　半夏　白芍　川连吴萸拌炒　苏子　木瓜　云苓　萆薢　杏仁　郁金　金斛　竹茹　枇杷叶

温　毒

温毒为阳烈之邪，头颅为六阳之位。大凡邪之伤人，以类相从，

①静：此处当作"净"。

145

照温證門中名大致瘟病蟆瘟雷折風等病六邪屬陽分之義

此名雖各有之等其源同歸于一瓢鄰人園隣必來雷折風查其

勢與風雷驟之不可止過极傷之來也瘀而銳病之發也遲而愈

古云生迟銳在其迟速故病之玄也点快而衰故必難而生疮瘡

邪盛瞋之視面部雖無疔瘡之境頸項部名磊之之核撰之

喉折之病盐瀉毒瘘熱立結于陽明胃絡耳結查絡結之磨

嘵能緩搖結來瀉毒毒发端其微早時過瓶可報平矣今源淡

之接象已還報之逆象必和降康病迎之机惟瘴喉痰不暢隨次

光曠胃芳ゆ納頂排妨脈調徑之法當洗師青恶邪病圖

要以涼寒之品化乞康軍舌律若其寫徐心隔擁目舉並直白君

農親法目飛崎立為禍の化之品の高為之佐使針机軍舌等

所以温证门中，有大头瘟、蛤蟆瘟、雷头风等症，亦邪窜阳分之义。其名虽分有三等，其源同归于一辙。鄙人阅历以来，雷头风者，其势如风雷骤至，不可止遏，故病之来也，疾而锐，病之变也，迫而急。古云："其进锐者，其退速。"故病之去也，亦快而爽。然必虽面生疙瘩，邪威始定。视面部虽无疙瘩之坟①，颈项却有磊磊之核，抚之硬，扪之痛，是温毒痰气，互结于阳明胃络耳。结者，总结之谓，既能总括结束，谅不至溃散变端矣。纵有余疵，可报平安。今诊脉之抟象已缓，气之逆象亦和，皆属病逊之机。惟嫌咳痰不畅，膺次不旷，胃劣少纳，烦热妨眠。调治之法，当洗濯肺胃温邪痰浊，更以解毒之品，化其厉气。舌绛苔焦，齿燥口渴，拟用苇茎白虎养亲法，鼎峙互写，复入化毒之药，为之佐使，斯热气毒气

---

①坟：此处指隆起、高起。

痰气，尽擅其长矣。

莱菔子　冬瓜子　郁金　石膏　知母　土贝　毛菇　丝瓜瓣　杏仁　白芥子　苏叶　银花　竹茹　芦根

骨蒸肺燥

去冬咯血，今春再发，形体随瘠，精神随倦。谁不云虚症宜补，孰知虚则虚矣，骨髓之中，却有蕴热，肺金之中，亦有燥热。不为先事清泄，而漫施滋补之方，内蕴之热，转受滋补之累，所以缠绵一载。咳嗽咯痰，未尝离口，形寒晡热，未尝离体。虚症中骨蒸肺燥症也，与损劳一途，相去咫尺矣。幸脉至动数，尚无锋锐之意，浮阳尚不致毕露，以古方清骨、泻白平而调之。请服半月，如获不效，再拟后法。

洋参　地骨皮　橘红　竹茹　杏仁　川贝　百合　鳖甲　金斛　桑皮　银胡　白薇　枇杷叶

衡邪清熱經久邪解而痛豈亦不因帶濁得之與尤氏主

未協然靈之曰安容留衛邪純之病且參之丹溪朱氏云若是膠

經八脈難求捷效矣

受四物湯新章素問雲岐曾調青丸主治衛帶之痛而病剛奇

紅靈丹　晚蠶　烏附　阿魏　楓芰　雷丸　蓖麻子

肉桂　水漏涇邪外溢者賊風寒水相搏氣行于太陰脾巤首

先僅飲欲愈氣急目窠微腫濫延經久水飲溢濁元所掌中下

二其由漸腹若抱箕裹若晶球延膜之附腫若歡肌肉按之

如泥宜而先起面毛膚洋帶陰邪滑傳于右郎脈名風水叩水煙

膈脹之疾速而氣在腹風水反登上涇高源曰氣壅化喘嗚不得

臥之愛腕水　參翁遠道惠頒書品示籌劃之方聊贈救勤憊漢

150

不 孕

冲脉清寒，经行㿗痛，带束不固，带浊绵绵，脉无大疵，故置勿论。十二载未协熊罴之兆[1]者，实由冲脉带脉之虚且寒耳。丹溪朱氏垂有胶艾四物汤，轩帝《素问》垂有乌鲗骨丸主治冲带之病，而病到奇经八脉，难求捷效矣。

阿胶　熟艾　生地　白芍　归身　川芎　红蓝花　炮姜　香附　乌鲗骨　蘆茹

风 水

内受水湿淫邪，外触虚邪贼风，风水相搏，搏结于太阴肺脏。首先仅仅咳呛气急，目窠微肿，绵延经久，水饮湿浊，充斥乎中下二焦。由渐腹若抱箕，囊若晶球，腿臁足跗，肿若匏瓠[2]，肌肉按之如泥，窅[3]而不起，面色晦滞带浮，脉滑偏于右部，症名风水，即水肿臌胀之候也。所最虑者，风水反登，上溢高源，有气逆气喘，喘不得卧之变。既承老翁远道惠顾，不得不筹划一方，聊以挽救，勉拟汉长

①熊罴（xióngpí）之兆：熊、罴，均为猛兽。即生男之兆。

②匏瓠（páohù）：葫芦。

③窅（yǎo）：凹陷。

沙太沙守喘甜亭医师，会五卷本仿己目所崎立用庶不勃柯氏

利水宜三其高下之训

时际隆冬九之天宛若三春之严既谓天令不荒也夫人在气交之

中城麦邪名曰风温风温上受邪气续蔽咳嗽气逆陷

障而作挫伤肺络血随气溢鼻衄龈鲄血皆属气降师

亟当清热凉血自痊矣既谓见血莫治与之戒仿如真大子气法

大凡遇女诊病务须正名定义制宜肯即咳嗽一

疹当析而为二奇泽为虚多致以咳而后法咳例置之�

古云昌感喉痹为之咳生因水衰火炎痒金麦超呈接世声谓之

嗽乃走埤滨壤咳师金弱弱之间宜滋润宜温通宜运

庭之冥金匡引诊去审症则难觐利品贵少词红散径一载

沙太守，甜葶泻肺合五苓、木防己鼎峙互用，庶不勃^①柯氏利水定三焦高下之训。

风　温

时际隆冬，九九之天，宛若三春之候，所谓天令不藏也。夫人在气交之中，感受其邪，名曰风温。风温上受，肺金膹郁，咳呛气逆，阵阵而作，挫伤肺络，血随气溢，鼻衄蔑衄^②，每每有诸。治法宣降肺金，金清气肃，血自瘳矣，所谓见血莫治血之戒，仿孙真人千金法。

咳　嗽

大凡医者诊病，务须正名定义，因义制宜，希冀中肯。即咳嗽一症，当析而为二，不可浑而为一，庶不致以咳药治嗽，嗽药治咳，倒置之弊。古云，有声无痰为之咳，是因水亏火炎，肺金受克；有痰无声谓之嗽，乃是脾湿酿痰，肺金有碍。二者之间，一宜滋润，一宜温通，有径庭之异。全在司诊者，审症得确，调剂得当耳。询知咳经一载，

①勃：疑为"悖"字之误。
②衄蔑（nùmiè）：张景岳谓蔑、衄皆指鼻出血，二者有轻重之别。《类经·疾病类》："衄蔑皆为鼻血，但甚者为衄，微者为蔑。"

153

噙咽至痰之毛稀痰毛白而覺熱泛起拖絲濁不右寸滑左
以論痰盡凝燥即化之痰後師之懊兵俸下痰者之嗽也差揚
之程嗽魚而氾之施從陰參損轉門陰法如開門揚盜參前經誰
有痰血不寒傷陽絡血溢外之血也悄爭膩平報不少陰濟
陰陽以濟濁肿家之醫痰愈居愈歸經之痰陰愈愈首愈痛軟
求愈清氣嗽後牙康事可扒爭攤蓋盧山爭爲陽禧不爲
茂參之陳意雜坐經歸之劑郎坐理痰之源

　　坐友　㕜芎　五味子打擾　麻黃　桂枝　白芍　細辛　茯苓　陳皮

中宣高度凜執事感積帶事醫中宣鳸饒肿運不健每令人
病後濕燥省痰俘陰宿參人病以積塘帶濁之軍壅塞
平傳道之軍血之揚傳道兵服化物失權參人病陰三者之中

呛必有痰，痰色稀薄，色白而质韧，况挹脉濡小，右寸滑于左。凭脉息以论症，是湿热所化之痰侵肺，肺愈失降，有痰有声之嗽也。若拘之于嗽血，而泛泛然从阴虚损怯门治法，如开门揖盗矣。前经虽有痰血，乃震伤阳络，血溢络外之血也。惜乎滋腻率投不少，阴以济阴，浊以济浊，脾家之湿痰，愈治愈富，肺经之痰饮，愈药愈痼。欲求金清气肃，嗽缓身康，安可得乎？拙拟《金匮》小半夏汤，复入小青龙合二陈意，虽是理肺之剂，却是理痰之源。

半夏　干姜五味子拌捣　麻黄　桂枝　白芍　细辛　茯苓　广皮

泄泻

中宫素虚，湿热素盛，积滞素富。中宫虚馁，脾运不健，每令人病泄；湿热内蕴，脾阴窒碍，亦令人病泄；积垢滞浊之气，壅塞乎传导屈曲之肠，传道失职，化物失权，亦令人病泄。三者之中，

一覆手瓯合人偏浅難寮矣 君之一寸三任孤虚痛実以散世為經

絆轅輅百且手低苦瘁 再着囷循院息不為難切善調行将

呂鴉鎮淫憬之莖約慎之慎之細研軌底滋寧在甚浮硫陽氣執之

君肺陽武微不参約軌鰓孤腐不及此俊之即以散浮此緒寮者之

囷宵孤寮更孫浸囷鴉鰓積洋膿囷陰蓄宵腑宵中偽陽

昇湧陰玉降偽湧渾清此俊之即以散偽迎者不就内經呂

太陰易及為迤微又云温陽則偽任的能審察古之言在愚週密

鏃醫宵調劑之道愚過奉矣診守細偽此而閲呂兩郡偽于偽按

偽呂之郷頭家中陽之慶而新明的確微也積佛火陽偽軌呂室

閲門不用必別矣廈此閲郡之偽消偽呃中言之有黒尺郡之消

按呂呃迴腸之有積呀紅迴腸任居下寒極診傷之悪頃于下

156

一获其疵，令人漏泄难实矣。君之一身三任，脏虚腑实，以致泄泻缠绵，辗转百日，未能告瘳。再若因循玩忽，不为确切善调，行将有腹膜浮肿之变幻，慎之慎之。细研斯症，脏虚者，是脾脏阳气之虚，脾阳式微，蒸灼气馁，熟腐不及，此便之所以致泻也。腑实者，一因胃腑湿热弥漫，一因肠腑积滞胶固。湿蓄胃腑，胃中清阳不升，浊阴不降，清浊混淆，此便之所以致泻也。君不记《内经》有云"太阴不及，为注泄"，又云"湿胜则濡泄"。为能审察古之言者，医调剂之道，思过半矣。诊得寸脉濡小，而关尺两部，倍于滑抟。濡小之脉，显属中阳之虚，而彰明的确徵也。积滞大肠，腑气不宣，阑门不用，泌别失度，此关部之倍滑，得非中宫之有湿，尺部之滑抟，得非回肠之有积。要知回肠位居下窟，故诊腑之恙，须于下

甚矣邪之也可診之必必乎此視面色眼袋起坐乏力絶懶泛嘔

波濁黃赤甚於中脘挾渴挾積之候善事之脘中呃逆善之

道甚事隙消消積紀妃參芪之法約方之照全賴臨症如如相權

衡斟酌今日適去風霜雨就診聊之略進虛寒暖功夫附

方以備博雅採擇

　　廣藿香　　可以選　　參　車友陳皮升麻棗雲苓

竹筎

臨淲光陽陽的首腹立中由來歷苦年數百特首腹之積日

消日豪雨坎言之水旨減日榴漸消點洞而奇經太衝血河以不止

日就生枯手摹彥陽事濟則內丞北焚筋首隆尧暴則膽跨

痕憶太衝譽譽河之襄應瘀之信日事八月七吋之形消㶚

瘍瘍毛脱神疲診瀉左右俱動悉聲原捫之覺有鈺鏡之意

甚岭熱疵對圍尖聯各疵之今見此无抗之脈籍瞬太地圍衰陽

158

焦尺部候之也，司诊者必知乎此。视面色晦黄，起坐乏力，纳懒泛呕，溲浊黄赤，是皆中虚挟湿挟积之候。专事补中，非尽善之道；专事清湿消积，亦非尽美之法。约方之理，全赖临症切脉，权衡斟酌焉。今日适大风霖雨，就诊聊聊，略述虚实一段功夫，附方以备博雅采择。

参　半夏　陈皮　升麻　白术　云苓　广藿香　小川连　焦楂与参不合　砂仁　老姜　竹茹

咳　嗽

阴虚阳亢，亢阳内灼骨髓之中，由来历有年数。不持骨髓之精日消日索，而坎宫之水亦日减日枯，渐消默涸，而奇经太冲血海，不亦日就其枯乎？坎中虚阳无济，则内热如焚，筋骨阴精失养，则髋胯酸疼。太冲营血之海，不获应海潮之信，月事八月不行。形消胭瘪，色㿠神疲，诊脉左右俱动数无序，扪之觉有锋锐之意，是皆蛰藏封固失职。冬藏之令，见此不藏之脉，转瞬大地回春，阳

气升腾交加，其脉又将何如耶？作蹺跛之虑者，正为阳气用事耳。阳气之不藏，由于阴根之不固，阴不恋阳，阳焰于华盖肺金之脏，咳痰不绝，日咯稠痰必盈升盈盂。要知此痰，就是身中之阴液所化，有限之精液，既遭骨中之焦熯，再遭痰咯之无穷，缠绵辗转，势必金枯水竭而后已，药石未必有济也。若论乎阴虚损怯之症，似宜从滋填主治，无如肺金如是之不肃，痰浊如许之凝聚，毓阴滋腻率进，脏阴未得补养之力，肺金更受壅痹之患。灵胎徐先生论损症，深斥滋补之非者，亦顾肺金之不肃。因肺金位高而气清，一尘莫染，杂药乱投，清肃无期矣。明理君子当不以为谬。拟以清骨散、救肺、泻白三方，试服半月，如能各有退逊[1]，再拟续方，以请明政。

咳　嗽

向有红症，乃阴弱阳浮。近日咳呛，此感邪射肺。故恙乘新恙窃发，只宜宣泄新感之邪，切忌认作本题。所谓病有新故，治有深浅，医者须当识此。若胶柱鼓瑟，伤风不醒即成劳怯之戒，用钱仲翁泻白二母方加品。

---

[1]退逊：退让；谦逊。此处应为症情缓解之意。

分营血之循环往何水源派之循流令病风暴雨之加水性循顺之度
往还来续以成瓦悬者波激搬举在令以苦荡血吐血之疏
吞腐骨血之乱江频也纵甲疗营之血必营厥阳运气所摆挠逆没举分
之膏于络为上溢移口也随离随溢随溢陷咳之血为已竭而真手内径郎
谓阳络伤则血外溢血外溢则吐血咳血逆而营卫傷举血之源
召虚实有实营实之道全完指下察之虚实浮溢酒苦乱投竟成伤瘵
者每失运故甲移痛在怕虚熟令后草率令令许曰新郎养院方虚实
之歆又费勒举之势以九救之系之皮尹右关孩觉挟实纲评郎眼左
部之奇肉应生血之心若部之阔肉瘵统血之绎由此观之其失血之固之权厥
阳肉搂举之太衍血海不实之密以举竟阳之之虚恒也姑以振举库
角地苦阴氏熟为血师法
阳举若迷水修肉裹山此性就下先曲豐附注煙渐及胸绕绵延糊
䝉廓肉之水漱溢舺廓空城之外一身上下空羲为浮举羲五瘵挟之宵羲不
起肉毛皓若囊繁肉径云主行极而下肉行极而外水瘵彀胀之疔帅羲溢
哳禩溢跻支饮之恒异名全额蓄仿重运之法治之

咯 血

人身营血之循络，犹河水源派之循流，无疾风暴雨之加，水性循顺之度，往逝来续，川流不息，断无浪激波掀之事。在人身，亦无涌血吐血之疵。虚翁血之所以频也，络中守营之血，必有厥阳逆气所扰挠，遂致营分之血，离于络而上溢于口也，随离随溢，随溢随咯，咯血不已，岂不忧乎？《内经》所谓"阳络伤则血外溢，血外溢则衄血"是也。然而营络之伤，失血之源，有虚有实，虚实之道，全凭指下察之。虚实浑治，浊药乱投，竟成痨瘵者多矣。其故由于病者怕虚，医者草率耳。今诊得六部脉象，既无虚软之形，又无动数之势。以九菽之候候之，左寸右关，殊觉抟实。细评脉理，左部之寸，内应生血之心；右部之关，内应统血之脾。由此观之，其失血之因，因于厥阳内扰营分，太冲血海不宁之咎，非毕竟阴虚阳乏之虚症也。姑以《拔萃》犀角地黄汤，仍复缪氏气为血帅法。

水 肿

阳气不运，水饮内聚，此水性就下。先由足跗浮肿，渐及大腹，渐及胸脘，绵延辗转，廓内之水，渐溢躯廓宫城之外。一身上下，无处不浮，无处不肿，按之窅而不起，肉色皖若囊浆。《内经》云，上行极而下，内行极而外。水肿鼓胀之症，即《金匮》所称溢饮、支饮之症，异名同类，当仿《金匮》之法治之。

以制之 茯苓皮 李仁 龍齒 橘紅 茅朮 五味子 大腹皮
細辛 橘皮 蜀皮

瓶痙痰濁肉盛肝木縱橫以肝木之晩停留衆方云宜化止風亦震動
是搏肝風痰濁互相激射粟荣左挺上升之性直竄竄乎泥丸之靈竇巔頂
作痛頻時舉發痛作則雙脚忽拜注於候下蓋敷將肉閤乎肝脾也
峽左肝之液也可以氣血發賀志以血亦養肝精乃深肝澗五澗肝脈
置之諭乃母揣之法善循之脈溫事淨營埴氣亢精養液道邊以助
澗深痛宮坐其陰懷厥候懷者易登尚條傑乖在方策硯若且蛋
何必揀而固之
本方永海肝陽上循如害育瘤欲歛資乃則可寂津端手手術訟對
紗沸痘紅形狴脊脊懷五內弱無原狂陰君陽元顗脈孤細濁
當不敢動彜陰根无怠橄儞學仙閒懷靜可冀康復
以貝母 牡蠣 麥冬 地骨皮 阿膠
生地 李仁 石斛 枇杷葉 黃芩根
鼻鼽舊病固外感久撙而毒自貫和立今屬鼽血去遠每時冒發如此

164

川附子　茯苓皮　杏仁　干姜　於术　茅术　五味子　大腹皮　细辛　橘皮　姜皮

巅顶痛

气虚痰浊内盛，肝木纵横。以肝木之脏，位居东方，其变化是风，其震动是掉。肝风痰浊，互相激射，乘左旋上升之性，直窜乎泥丸之宫，巅顶作痛，频时举发，痛作则双眸欲挂，泣然泪下。盖双眸内关乎肝脏也，泪者肝之液也，不可以气虚体质，专以血不养肝、精不滋肝、液不润肝倒置之论，乃无稽之谈、无术之胗①。漫事滋营培气，充精养液，适足以助浊滋病，焉望其治疗厥疾？忆古易老专条，布在方策②，炳若日星，何不操而用之？

咳　嗽

木少水涵，肝阳上焰，扣金则音喑咳嗽，贯耳则耳窍蝉鸣，干乎营络则络沸痰红。形躯脊瘦，五内灼热，原躭③阴虚阳元一路。诊脉细濡，尚不致动数，阴根尤恋，撇俗学仙，开怀静养，可冀康复。

生地　麦冬　桑叶　石膏　地骨皮　阿胶　茜草根　川贝母　牡蛎　杏仁　炙草　青黛　枇杷叶

鼻衄

鼻衄旧病，因外感久扰而发。自八月初，至今屡衄，血去过多，时有寒热头

---

①胗（zhēn）：同"诊"。察看，诊察。
②方策：即"方册"。简册，典籍。
③躭（dān）：同"耽"，停留。

瘡左鳴涕臁時或有血臥喜側右汗出偏俱足冷面赤膝瘡眉稜

臂瘡口嗽喜渡喜甘涼使雖為或渡邪左孩右寸關沉滑只郭沿大

臨左時有癰運攻鳴凡鼻齃曲頏道而來故宣美韻實則責夫陽盛

則責纯逆故令治法往之都主陽明盖陽明為督郉之源也山肝陽
_{痼園}

遍升實澤去引邪哈料疆好愚为炎矣

　　多升　　白芍　　加黃苓　　瓜地　　瓷参

　　桂枝　　石羔　　阿交　　石菖蒲　　橘二叁

　　　　　　　　　　　　唯叮麦

初起遷梅頦痛庵半鳳空主癰陽明綫而汋敗汋讓先右後左遂
陽明風火連及于陽逝邪串傷為偈加威宵以致宵起免作火麻
得貴芷宋陽必麦鳳空迤瑤面兜怘遵合除耳輪為腫瑤痛叏剃
郉右孩右偈主三陽郉为邪搅蔓延雖化此直害隐阳和陽为主馏鳳
潰火為佐循瑤施治澣万而劣

慈魚子　名侠明　澤参　壳雲參

山梅　牛旁子　巢藁

疼，左耳鸣流脓，时或有血，卧喜侧右，汗出偏沮，足冷面热，膝酸肩臂疼，口燥喜淡喜甘凉，便难而或溏，脉左弦右寸关沉滑，尺部弦大，腹左时有疝逆攻鸣。凡鼻衄由清道而来，故古人谓，实则责太阳，虚则责督脉。然考其治法，往往都主阳明，盖阳明为督脉之源也。此症因肝阳过升，胃降失司，所以纠缠如是可危矣。

炙草　白芍　女贞子　熟地　党参　穞豆衣　桂枝　石膏　阿胶　石决明　淮小麦

火 丹

初起齿痛频痛，原是风火上壅阳明，继而耳窍流脓，先右后左，是阳明风火连及少阳也。邪未清，而复加感冒，以致寒热交作，火丹偏发，是太阳亦受风火也，其头面尤甚，迄今月余。耳轮尚肿，头痛舌刺，脉左弦右濡者，三阳皆为邪扰，蔓延难化也。宜养阴和阳为主，消风清火为佐，循理施治，渐可向安。

生地　白芍　石决明　洋参　麦冬　云苓　茶菊　山栀　牛蒡子　桑叶

龍套裁刀時堂經絡備足紅斑僅兒兒天燈旱綿攬擦單瞬過此天
候漸工塵滅買執漸生謝納下擱及主擱車美難經有云工擱及
中下擱及中冷康品後醫門賢如南鵲尚且召治來手散車庸
沸又烏喉拾法耶作承膚膝清冷令急約熱神乳滯之諦言善
膚身中精乳神三寶行惜讀故美汗脫堪雲勉擦聊以慰

命而已擴方廣政

彥讚　寿豆　南豆　霍亂　杏仁　山香　左牡蠣
茯神　以首合　甜杏仁　橘紅　白薇　竹葉　枇杷葉

痢必常藂晝夜品過十餘行裡急後重之機宗致勞力竭擦
漫瀉急癒源工自利細玩諸歇痢特瘀乳雖沸稀通山白之腹
痛陣之劇作者誤於痢以之品通則痛減之痛也畢竟
逆甚蜘蜕欄攘陽臟麥觸之趣小業幼科之親察病機洞徹
雞姬兒兒法當作此是觀曾讀内經二十八卷並營痛候之門但為

虚　劳

咳呛一载有余，曾经络沸见红，年仅六七，天癸早绝，损瘵无疑。近时大便渐渐糜泄，胃气渐渐谢纳，下损及上，上损及中矣。《难经》有云："上损及中，下损及中，皆属不治。"医门贤如扁鹊，尚且束手，几辈庸流，又焉能措法耶？昨于来肤腠清冷，今忽灼热，神气茫茫，语言无序，身中精气神三宝，行将溃散矣。汗脱堪虞。勉拟聊以应命而已，拟方候政。

参须　麦冬　扁豆　霍斛　枣仁　山药　左牡蛎　茯神　川百合　甜杏仁　橘红　白薇　竹茹　枇杷叶

痢

痢必带粪，昼夜不过十余行，里急后重之势，亦不致努力竭挣，溲溺亦能源源自利。细玩诸款病情，腑气虽滞犹通，近日之腹痛阵阵剧作者，谅非痢门之"不通则痛、痛随痢减"之痛也。毕竟还是蛔蛲扰攘，肠腑受触之故耳。业幼科者，玩察病机，洞彻脏腑之法，当作如是观。尝读《内经》一十八卷，并无痢疾之门，但有

弟下膈澼之條亦弟膈臍積下澼之也迴腸楼悶每雖腑通與坡
痛後餘坡澼之去每以月日許爲膈中積楼乃有形之物湯以爲塗
似難見長新轢製亲運丸之方借有形以攻有形今云不分湯劑
見剂生總以醫小道乃有細嚼梅毛味其古訓之樂於賀耒耒藥翁澼
痛磨耐每月揚中脂膏已不出去浅丸許朧君出之蠢動视形消瘦
膈寒癀舌毫芝澤耒秀弦蓋此時之蚘其好設安靈謀耳可攻殺虫
計揣用湯甘之剂济長其蝕陰禄耒連之丸之湯條其渣淳蔫必
蔫邑之醋俯伏蚘於益揩法斯瘟窜實窜形蛀形殺虫安蚘

之燿此銖鉐殼單美発改
人参 黃芪 米芽 山药 雲参 佩兰 白芍
霍斛 升麻 廣皮 麥寒仁 萬连丸 李肉

日前艳解之時適麦物顏之鷩坡说世倫善序愿乱之敕脉
刻詠师情毒夫之勢雖依依然如昨而愿乱之象已呢蒆君共

170

滞下肠澼之条，气滞肠腑，积下澼澼也。回肠秽浊，每难一时通爽，故痢后余波澼澼者，每以月日计，而肠中积秽，乃有形之物，汤以荡之，似难见长。轩辕制香连丸一方，借有形以攻有形。今之不分汤剂丸剂者，总以医为小道，不肯细嚼梅花，味其古训之弊。体质素来柔弱，澼痢磨耐多日，肠中脂膏已不知走泄几许，脏虚虫亦蠢动。视形消瘦，腹软瘪，舌色光绛，脉虚弦数，此时之蛔，只好设安蛔谋，不可设杀虫计。拟用酸甘之剂，滋长其脏阴，复香连之丸，荡涤其渣滓，复以姜色之醋，俯伏蛔头。如是措法，斯脏虚脏实，有形无形，杀虫安蛔之理，皆铢锱较准矣。候政。

人参　麦冬　谷芽　山药　云苓　佩兰　白芍　霍斛　升麻　广皮　香枣仁　香连丸　楂肉

暑　湿

日前挹候之时，适受物触之惊，致现无伦无序、历乱之数脉。刻诊脉情，数大之势虽依然如昨，而历乱之象，已泯然若失。

凡診人病症後必細思為先 邠愿脫能循途守轍病勢諒不
致突加劇幻此 邠愿之即於事大矣能循由伏邪化其未來能勝達耳
惕微頃頻讓語蔘茋嚴本滅 汗出口渴喜涼飲胃氣懈報
食少便色黃大便或廎吾腹色溏 蔘茋暑濕之氣似伏
上中下三焦調治立法似宜清涼 緣元氣證漸化火極立法備程
遂辭也屢指挽差已通兩日 三四日間定有白疹外達諸姑待
之母眠迷也

鮮石斛　　　天花粉
麥冬天　　　銀花
孫筆甬　　　龍膽草
李仁　　　　達翹
方通艸
大豆卷　　　廣蔘
牛蒡子　　　竹筎
　　　　　　童根
　　　　　　瞇雲水道

民國卯年臨屆乙卯歲桂秋月上澣抄錄

凡诊病症，总以脉息为先，脉息既能循途守辙，病势谅不致实加变幻也。脉息之所以数大者，总由伏邪化热，未能腾达耳。悒悒微烦，频频呓语，蒸蒸发热，濈濈汗出，口渴喜凉饮，胃劣懒谷食，小便色黄，大便或溏，舌底色绛，苔色薄黄。暑湿之气，仍伏上中下三焦，调治之法，仍宜宣泄。缘舌色证渐化火，故立法偏于凉解也。屈指抱恙，已逾旬日，三四日间，定有白疹外达，诸姑待之，毋欲速也。

鲜石斛　天花粉　银花　飞滑石　连翘　香犀尖　羚羊角　杏仁　方通草　广郁金　大豆卷　牛蒡子　竹茹　芦根　腊雪水煎。

民国四年 阴历乙卯岁 桂秋月上浣 抄录